Horst Gundermann
Phänomen Stimme

Horst Gundermann

Phänomen Stimme

Ernst Reinhardt Verlag
München Basel

Umschlagbild:
René Magritte, L'art de la conversation (1950)

Foto: Artothek (G. Westermann)

Die Deutsche Bibliothek – CIP-Einheitsaufnahme

Gundermann, Horst:
Phänomen Stimme / Horst Gundermann. – München ; Basel :
Reinhardt, 1994
ISBN 3-497-01339-0

Satz: Die Setzerei Wiedemann, Gröbenzell
Druck: Grafischer Großbetrieb Friedrich Pustet, Regensburg

Printed in Germany

Inhalt

Vorwort

> Da das intellektuelle Streben nicht bloß den Verstand beschäftigt, sondern den ganzen Menschen anregt, so wird auch dies vorzugsweise durch den Laut der Stimme befördert.
>
> Wilhelm von Humboldt

Ein jeder, der einem Interessengebiet engagiert zugeneigt ist, läuft Gefahr, sich in den Grenzen seines Expertentums zu verlieren. Darum ist Aufgeschlossenheit geboten und eine Scheuklappen-Sicht zu vermeiden, wenn ein diskretes Phänomen in den Mittelpunkt einer Betrachtung gerückt wird. Dies gilt in besonderem Maße für die thematische Konzentration auf eine so flüchtige wie allgegenwärtige Luft- und Klanggestalt, definiert als Stimme, die zum Nichtwegdenkbaren unseres Daseins gehört und eben deshalb, wie es auch unserem wichtigsten Werkzeug, der Hand, ergeht, der Reflexion darüber enthoben zu sein scheint, allenfalls als Stoff in der Fachliteratur Beachtung findet.

In der Tat sind akustische Ereignisse derart dicht in die Natur- und Kulturabläufe eingeflochten, daß es Mühe bereitet, ihre feinen Webfäden im allgemeinen Informations- und Kommunikationsmuster zu erkennen bzw. herauszuhören. Das geht natürlich darauf zurück, daß wir unsere gezielte Aufmerksamkeit nicht dem Übertragungsmedium, sprich: Stimme, sondern dem bedeutungstragenden Inhalt der übermittelten Botschaft zuwenden, woran auch das bekannte Axiom McLuhan's: »Das Medium ist die Botschaft« gemeinhin wenig geändert hat.

Unbestreitbar erlauben es die semantisch besetzten, grammatisch strukturierten Wortfolgen, das Gestern, Heute und Morgen, das Hier und Dort in einen begreifbaren und bewahrbaren Kontext einzugeben, setzt uns die sprachliche Kodierung instand, die Welt annähernd auf den Begriff zu bringen. So hoch aber die Bedeutung des menschlichen Symbolschaffens und -verstehens auch eingeschätzt werden mag, ist doch daran zu erinnern, daß die ersten warnenden Rufe der Höhlenbewohner und ihre frühen primitiven Lautbekundungen: Hier ist einer neben dir – du bist nicht allein! – daß diese gebrochenen und gestammelten Vokalisationen einen Hauch von Wärme, ein Gefühl des Geborgenseins in unsere Existenz gebracht und einen Dialog eröffnet haben, der damals wie gegenwärtig, so skeptisch oder pessimistisch wir den Weltenlauf auch einschätzen mögen, die einzige Chance unseres Überlebens ist.

Wie eng gekoppelt das Sprachgebilde mit seinem für die Wahrheit oder Verlogenheit verantwortlichen Tonträger ist, kann jeder im privaten oder öffentlichen Diskurs erfahren, wo die unstimmige Gewichtung des Klanges den Sinn der Worte erdrücken kann oder andererseits eine beschwingt dahingleitende Sprechmelodie auch schwerste Begriffsbrocken mit Leichtigkeit aufnehmen läßt.

Stimme – Vehikel der Sprache, alltägliches Kommunikationsmittel, zugleich Botschafter und Kundgeber von Gefühlen, Stimmungen, Befindlichkeiten, Beabsichtigungen und Bewirkungen – ist ein Naturphänomen, das uns aus der schweigenden Verlorenheit der Urwelt in eine bewohnbare, heimische Erde hineinrief. Nach dem donnernden Abklang der Elementargewalten im Gestaltungsprozeß des Anorganischen kündete der erste zartlockende Laut aus dem Schallorgan eines wie auch immer vorstellbaren Urtieres vom Ende der Jahrmillionen währenden Einsamkeit. Die Stimme erbat Nähe, Paarung, Gemeinsamkeit, steckte aber auch in dialektischer Konsequenz das eigene Terrain gegenüber den anderen ab, schuf Distanz, Abstand, Abwehr, Aggressivität. Es wurde, wie von Herder poetisch umschrieben: »Ein Hauch des Mundes das Gemälde der Welt, der Typus unserer Gedanken und Gefühle. Von einem bewegten Lüftchen hängt alles ab, was Menschen auf der Erde je Menschliches dachten, wollten und tun werden.«

Diesen Vorgang der »akustischen Enkulturation« in seinen vielseitigen Verflechtungen aufzuzeigen, bildet den Inhalt der nachfolgenden Kapitel. Der Verfasser ist sich bewußt, daß mit der Verwendung des Begriffes Stimme nicht durchgehend eine saubere Trennung von Stimmausdruck, Sprechfunktion und Sprachkörper vollzogen wurde. Doch wird die Überschneidung in Kauf genommen, weil es schwerfällt, wie sich auch experimentell herausgestellt hat, die einzelnen kommunikativen Elemente voneinander abzusondern. Ausschlaggebend war der Bekanntheitsgrad des Terminus, seine Auslegungsbreite und die persönliche Überzeugung, daß im menschlichen Ausdruckskonzert die Stimme die erste Geige spielt.

Zu erklären wäre, warum ein Phoniater, also ein Mediziner, sich für befugt hält, dieses Thema auszubreiten. Hatten wir eingangs davon gesprochen, wie wenig die Stimme im Alltag in ihrer Spezifität und Universalität beachtet wird, so muß nun ergänzt werden, daß sich diese laxe Einstellung sofort ändert, wenn das Kehlorgan, mehr oder weniger plötzlich, nur noch bruchstückweise oder überhaupt nicht mehr zur Verfügung steht und der Betroffene in »Stimmnot« gerät, die sich über die berufliche Gefährdung hinaus zu einer Identitätskrise ausweiten kann.

Die gestörte, die kranke Stimme ist ein ernster Sorgenbereich, der seit der Antike in die medizinischen Lehrbücher Eingang gefunden hat und heutzutage im vielzitierten Zeitalter der Kommunikation unvermindert unsere Bemühung und Hilfeleistung herausfordert. Denn so selbstverständlich die Stimme gewöhnlich hingenommen und eingesetzt wird, im selben Augenblick, wo sie als Warnsignal ertönt, wächst die Einsicht, daß wir einen entscheidenden Teil unserer Individualität abschätzig und pfleglos behandelt haben.

Es sollte also nicht verwundern, daß der Arzt – Stimmbildner und -therapeuten aller Couleur einbegriffen – eine breitere Kenntnis und ein tiefer gehendes Verständnis vom Phänomen Stimme aufgrund seiner leidvollen Erfahrung mit »Stimmpatienten« gewonnen hat.

Nun ist aber keineswegs geplant, einen Gesundheitsratgeber oder eine nosologische Abhandlung über diesen Stoff darzubieten, vielmehr wird versucht, den breiten Stimmenhorizont panoramaartig aufzurollen. Und das nicht im Umfang und Tiefgang eines Handbuchartikels, sondern in Form eines Essays, der Fragen offen läßt und die Vorläufigkeit und Ergänzungsbedürftigkeit einschließt.

Es versteht sich, daß das Ausmaß und die Fülle des Materials den Wissensstand und die Gedächtniskapazität eines einzigen Schreibers übersteigen. So betrachtet ist der vorliegende Band nicht *einem* Autor zuzuschreiben, sondern fußt auf der Forschungsarbeit und praktischen Tätigkeit vieler, wie im Literaturverzeichnis nachzulesen ist. Dieser Hinweis dient auch der Klarstellung, warum auf eine vollständige die jeweilige Quelle des übernommenen Gedankengutes bezeichnende Namensnennung, bis auf wenige Ausnahmen, im Fortgang des Textes verzichtet wurde. Der flüssigen Lesbarkeit war Vorrang zu gewähren. Ohnehin ist es für den berufenen Forscher klar, daß sein Wirken und Werk aus dem Fundus von Vor- und Mitgängern schöpft.

So danke ich allen, die meine Kenntnisse vermehrt und meine Sichtweise erhellt haben, nicht zuletzt in der Hoffnung, andere zum Weiterstudium anzuregen.

PS: Man möge mir nachsehen, daß ich es unterlassen habe, bei Berufs- und anderen Gruppenbenennungen den modischen feministischen Schnörkel anzuhängen. Meine Hochachtung gerade vor dem Frauenanteil auf den von mir besprochenen Gebieten steht außer Frage.

Faszinosum »Stimme«

Das Verständlichste an der Sprache ist nicht das Wort selber, sondern Ton, Stärke, Modulation, Tempo, mit denen eine Reihe von Wörtern gesprochen wird, kurz, die Musik hinter den Worten, die Leidenschaft hinter dieser Musik, die Person hinter dieser Leidenschaft: alles das also, was nicht geschrieben werden kann.

Friedrich Nietzsche

»Ein Phänomen (grch. phainomenon)«, so steht es im Großen Brockhaus, »ist ein Gegenstand, wie er sich in der Erscheinung darbietet.« Mit dieser Definition wäre unserer inhaltlichen Vorgabe jedoch nicht Genüge getan. Und auch die treffendere Aussage des Duden, es handle sich um eine »Lufterscheinung«, verhüllt mehr, als daß sie aufdeckt, welche wirkungsmächtige Potenz, welches Kräftefeld sich hinter dieser ätherischen Erscheinung verbirgt, die wir nicht sehen, nicht greifen können, und die doch, einmal in den Raum geweht, vom Hörsinn eingefangen, unsere Lebenswelt entscheidend beeinflußt und verändert.

Die Stimme ist ein *universelles* Phänomen. Wie immer wir uns den Anbruch des Erdenlebens veranschaulichen – aus der Macht des Schöpfungswortes oder als Zufallsprodukt des Urknalls – am Anfang steht ein Hörereignis: »Und Gott sprach und es wurde …« Die Stimme Gottes erschuf die Welt.

Auch in historischer Zeit, im Alten Testament und in den Psalmen, »läßt der Höchste den Donner dröhnen, läßt er seine Stimme erschallen.« Die Stimme des Herrn ist allerorten und furchterregend: »Sie gehet mit der Macht, sie peitschet wie Feuerflammen, sie schreitet auf den Wassern, sie zerbricht die Zedern, sie erreget die Wüste, sie entblößt die Wälder.«

Und als »alle Welt mit einerlei Zunge und Sprache redete«, gefiel es dem Allmächtigen, der dem aus Hochmut errichteten Turmbau zu Babel mißtraute, »der Menschen Sprache zu verwirren, daß keiner des anderen Sprache verstehe«, auf daß sie wieder lernen sollten, auf die Stimme ihres Herzens zu hören.

Moses, vom göttlichen Auftrag überfordert, bekennt kleinmütig von sich, daß er eine schwere Sprache und eine schwere Zunge habe. Und der Psalmist resigniert: »Müde bin ich geworden vom Rufen. Meine Kehle ward heiser!« – Frühe Zeugnisse über die Anfälligkeit und Gebrechlichkeit des menschlichen Stimmorgans.

Im Pfingstwunder, so weiß es die Heilsgeschichte zu berichten, spalten sich die Münder der Menschen auf eine spektakuläre Weise: »Und es geschah plötzlich ein Brausen vom Himmel wie eines gewaltigen Windes und es erfüllte das ganze Haus, da sie saßen. Und es erschienen ihnen Zungen, zerteilt wie von Feuer und er setzte sich auf einen jeglichen unter ihnen und sie wurden alle voll des Heiligen Geistes und fingen an zu predigen in anderen Zungen, wie der Geist ihnen gab auszusprechen.« Das nämlich auszusprechen, was der Apostel Paulus als das Leitmotiv christlichen Lebens verkündete, als die actio movens hinter den Worten: »Wenn ich mit Menschen- und mit Engelzungen redete und hätte der Liebe nicht, so wäre ich ein tönend Erz oder eine klingende Schelle.«

Alle diese Zitate zeugen von der Macht des gesprochenen Wortes. Darum ist es verständlich, daß die Gallier – nach einem Bericht von Lukian aus Samosata – Herkules, das Symbol der Kraft, als einen alten Mann darstellten, der Menschen hinter sich herzog, deren Ohren mit goldenen Ketten an seiner Zunge befestigt waren.

In den ersten Erdentagen, als der Mensch noch unkundig der Schrift war, sprach sich die Stimmengewalt im Gemurmel der Zaubersprüche und Beschwörungen aus, im Anruf der Geister und Götter, im Schlachtgeschrei der Krieger, im Singsang der rituellen

Tänze, im Wehklagen bei den Bestattungszeremonien. Aber auch später, bereits mit der Schriftrolle in Händen, beherrschten die antiken Redner mit geistvoller Brillanz und melodischer Geschmeidigkeit die öffentliche Bühne.

Der Mensch ist in eine Welt von Stimmen hineingeboren. Feinste Lautschattierungen verleihen seinem Umfeld Kontur und Relief. Dur- oder Mollklänge breiten Licht oder Dunkel über die Landschaft der Seele: das Säuseln des Windes, das Heulen des Sturmes, das Rauschen der Bäume, das Rieseln des Regens, das Klicken des Wassertropfens, das Murmeln des Baches, das Raunen in den Gemäuern, das Poltern der bebenden Erde, die Kassandra-Geräusche der Technik.

Wie wäre uns wohl zumute ohne die vertraute Gegenwart der Stimmenkonzerte: die brodelnde Akustik des Tages, die hörbare Stille der Nacht, die weichen Seufzer der Glücklichen oder das harte Stöhnen der Verzweifelten. Eine Mutter, die ihr Kind auf der Treppe ermahnt, das Brummeln eines verdrießlichen Alten, die kreischende Fröhlichkeit von einem entfernten Spielplatz, der Pausenlärm von einem Schulhof, aber auch das Asphaltsirren der Autos, das metallische Klappern der nahegelegenen Werkstatt, die schlürfenden Schritte des Nachbarn über uns, der Schrei des Neugeborenen und das verhauchende Flüstern des Sterbenden – und immer anrührend und hoffentlich niemals verstummend – die Stimmen der Tiere, Schreisymphonien aus Wälder und Steppen – hörten wir dies alles nicht, dann bliebe unser Gemüt unangesprochen, verkümmerten wir zu resonanzlosen Robotern. Denn die äußere Klangwelt ist mit der inneren unlösbar verbunden. In der Musik erleben wir es unmittelbar. Im Weisheitsbuch der Inder, in den Upanischaden, steht geschrieben, daß es im Grunde nur zwei kosmische Wahrheiten gibt: Klang und Nicht-Klang; nun aber ist es so, daß der innere Klang nur durch den äußeren offenbar wird.

Unsere Stimmungen, von denen wir alle getragen und bewegt werden, die uns niederdrücken oder emporreißen, entstammen diesem Wechselklang von Innen und Außen. Stimmung ist ursprünglich ein im 16. Jahrhundert entstandener musikalischer Fachausdruck, der bezeichnenderweise in der Epoche der Empfindsamkeit, dem 18. Jahrhundert, auf die längere Zeit anhaltende Grundverfassung der Seele übertragen wurde. Ein Vitalgefühl, das sich im Behagen oder Unbehagen, in Sorge, Angst oder Melancholie ausdrückt und dem der abrupt aufbrechende Affektsturm gegenübersteht.

Der Philosoph Heidegger sah in der Stimmung die ursprüngliche Seinsart des Menschen, seine Befindlichkeit erschließe die Welt noch vor dem theoretischen Verstehen und eröffne einen Sinnzusammenhang. Wie auch in der Kunst, so wäre hinzuzufügen, die Stimmung als ein inneres Formprinzip waltet, wo es sich vornehmlich in der Musik und in der Lyrik offenbart.

Nicht ohne Grund haben wir über die etymologische Verwandtschaft hinaus das psychophysiologische Zwillingsdasein von Stimme und Stimmung hervorgehoben. Karl Löwith (1928) schrieb: »Eigentlich verstehen sich die miteinander über etwas Sprechenden zumeist nicht aufgrund des Angesprochenen, sondern über den ausdrücklichen Redesinn hinweg und durch ihn hindurch.« Was dort hindurchtönt, das sind Stimmungsgehalte, die das Wesen der Person im Zufall der Texte ausweisen, sie als einmaliges Individuum erkennbar machen.

Hegel notiert dazu: »Die menschliche Stimme ist die Hauptweise, in der der Mensch sein Interesse kundtut, was er ist, das legt er in die Stimme.« Das erklärt, warum aus der Bezeichnung »sona« für die Mundmaske des antiken Schauspielers der Begriff Persönlichkeit seinen Ursprung hat. Eine Person kann nur sein, aus der etwas hervor- bzw. hindurchklingt – per sonare.

Aus den Erkenntnissen dieser Zusammenhänge heraus entwikkelte der Biophonetiker Trojan eine Theorie der universellen Schallbilder, angeregt durch das Vorwort zum 8. Madrigalbuch des Schöpfers der modernen Oper C. Monteverdi von 1638: »Ich habe erkannt, daß unsere Leidenschaften oder Gemütserregungen sich in drei hauptsächlichen Graden ausdrücken, im Zorn, besonnener Mäßigung und Demut oder Flehen; dies versichern auch die besten Philosophen, ja selbst die Natur unserer Stimme weist uns darauf hin durch ihre hohe, tiefe und mittlere Tonlage.« Und kein geringerer als Friedrich Schiller schreibt in seiner Dissertation von 1780

»Über den Zusammenhang der thierischen Natur des Menschen mit seiner geistigen«: »Jeder Affekt hat seine spezifischen Äußerungen und sozusagen seinen eigentümlichen Dialekt, an dem man ihn kennt.«

Aus physiologischer Sicht bestätigt diese These der wohl bedeutendste Stimmarzt im 19. Jahrhundert, C.L. Merkel: »Der Affekt affiziert den Ton ebenso wie das Herz und die Atmungsorgane – werden diese bei gleichzeitiger Beschleunigung der Herzbewegungen beengt, so wird auch die Glottis des Kehlkopfes verengt und der Ton dadurch in die Höhe getrieben, werden dagegen die Bewegungen des Herzens und der Atmungsorgane verlangsamt, mehr oder weniger gelähmt, so werden auch die Muskeln der Glottis, nämlich die Längenspanner und Zusammendrücker der Stimmbänder erschlafft und dadurch der Ton auf die tiefste Stufe herabgedrückt.«

Trojans Akuemlehre greift diese Überlegungen auf. Von der jeweiligen Sprachgestaltung unabhängige, ausdruckstypische Schallelemente wie Zorn, Angst, Freude, Zärtlichkeit, Mißbilligung u.a. geben Auskunft über den aktuellen Gemütszustand. Verbunden mit der semantischen Aussage drückt die Prosodie – das was »hinzu singt«, d.h. die extralingualen Bestandteile des sprachlichen Ablaufmusters wie Intonation, Artikulation, Akzentuierung, Pausenwahl – dem Sprechfluß den persönlichen Stempel auf.

Der Mediziner Leonhard hat in einer ähnlichen Konzeption eine Phonognomik erstellt, die aus dem Toncharakter den unterschwellig mitklingenden seelischen Status erfahren läßt. So gibt sich, um nur ein Beispiel zu nennen, die Phone des Unlustgefühls bei einem Menschen, der unglücklich ist und wehklagt, durch die Erhöhung des Tons und einen leicht näselnden Beiklang zu erkennen.

Das Merkwürdige ist nun: Das auf den Schwingen des Atems Signalisierte ist überaus flüchtig, verhallt und verklingt im Moment des Entstehens, gefressen vom Moloch Zeit. Was eben noch den Raum füllte, zerstreut der nächste Augenblick in alle Winde. Aber das Immateriellste aller menschlichen Zeugnisse ist zugleich das Gewichtigste. Das Ephemere täuscht, was mit den Atemlauten scheinbar verweht, schlägt sich schicksalsschwer in der Geschichte der Menschheit und in den Biographien der einzelnen nieder.

So ist die Stimme nicht nur ein intim persönliches, sondern ein *gesellschaftliches* Phänomen. Ein Medium, das unsere Wesensart und Empfindungsweise, alles das, was uns als Persönlichkeit hervorhebt oder erniedrigt, mittels konventioneller Zeichen in das Gespräch mit den anderen einbringt – einstimmend, umstimmend, verstimmend, bestimmend. Schließlich uns auch einmal die Sprache verschlägt, wenn jemand meint, uns etwas flüstern zu müssen. – Alles in allem: ein Machtinstrument, das Gutes oder Böses kundgeben und bewirken kann.

Stimme ist ein Humanum, insofern es sich als Soziologikum versteht. Schlicht ausgedrückt: Der einsame Ruf in der Wüste verhallt, bleibt leerer Schall wie bei der Nymphe Echo, wenn er nicht auf Antwort angelegt ist. Bei Gehlen heißt es dazu: »Das Anthropologische, das spezifisch Menschliche, ist die Reziprozität, das sich gegenseitig steuernde Verhalten der Menschen untereinander.« Ich bin Mensch, weil ich mich einem Partner zuwende und dieser meine Frage in seine Antwort aufnimmt.

Die Sprache ist das Haus des Seins, hat Heidegger formuliert. Man möchte hinzufügen: Es bliebe darin kalt und unwohnlich, wenn nicht durch Sprechkontakt eine wärmende Glut in den Räumen dieses Hauses entzündet werden würde. Oder um Goethe zu zitieren: »Was ist leuchtender als Gold und erquicklicher als Licht – das Gespräch.«

Im partnerschaftlichen Austausch ist die Stimme das wesentliche Kommunikativ, welches vermittelt und überbrückt, mitunter aber auch den Zugang versperrt. Worüber und in welchem Rahmen wir uns auch unterhalten, ob banal über das Wetter und die Ungunst der Zeiten oder hochgestochen über Gott und die Welt – der Tenor der Stimme begleitet uns, wie Schlemihl sein Schatten, als er ihn noch nicht dem Teufel verschrieben hatte.

Die Stimme sagt etwas über uns aus, erteilt Auskunft über Alter, Geschlecht, Herkunft, läßt erkennen, wie extra- oder introvertiert wir handeln, legt unsere Für- oder Gegeneinstellung bloß, gibt Auskunft darüber, ob wir herrschen oder dienen, uns fügen oder auflehnen wollen.

Die »vokale Geste« ist entlarvender und beharrlicher als alle anderen Ausdrucksbekundungen. Man kann wegsehen, aber nicht weghören. Und der anmaßende Anspruch auf eine wertfreie Aussage bei abgeschaltetem seelischen Stromaggregat – sofern dies überhaupt menschenmöglich ist – entbehrt bei vermeintlicher objektiver Schärfe und Klarheit der schöpferischen und zuvörderst kommunikativen Komponente. Der angesprochene Partner bleibt unberührt, ungerührt, die Botschaft zielt ins Leere. Aus gutem Grund wird von der Sprechwirkungsforschung der Begriff »Kommunikativität« zum stützenden Fundament ihres Gedankengebäudes und ein bevorzugter Untersuchungsgegenstand. Kommunikativität der Stimme wird dabei von den Fachvertretern als Förderung des Verstehens einer Mitteilung durch positive emotionale Reaktion beim Dekodierungsprozeß gedeutet (Stock). Die empathische Rückmeldung des Partners optimiert wiederum die Enkodierung, also die Bereitstellung der intendierten Lautfolgen. Gelingt dies partnerschaftliche Wechselspiel, dann sprechen wir von einem guten Gespräch.

Der Kommunikationsforscher Watzlawick hat bekanntlich im menschlichen Informationsaustausch einen Inhalts- von einem Beziehungsaspekt unterschieden und letzteren als eine Metainformation bezeichnet. Der Inhaltsaspekt überträgt die Daten, Sachverhalte und Gegebenheiten, der Beziehungsaspekt weist an, wie diese aufzufassen sind, was wir von ihnen zu halten haben. Dies wird als analoge Kommunikation verstanden, die wir von unseren tierischen Vorfahren übernommen haben und die in Beziehungskonstellationen wie Freundschaft, Feindschaft, Umgang mit Kindern, Verarbeitung von Ängsten, Mitleiden – im wörtlichen Sinne den Ton angibt. Bei den frühmenschlichen Begegnungen dürfte die »sprecherische Begleitmusik« über das Erkennen von Freund und Feind hinaus die Schöpfung komplizierterer sprachlicher Formen angeregt haben.

In dem Maße wie die Stimme durch ihr anziehendes, sympathieerregendes und abstoßendes, antipathieauslösendes Moment am Ende Wirkkräfte freisetzt, die zur Formierung von Gruppen und Gesellschaften beitrugen, entpuppt sie sich als ein *politisches* Phänomen, das wie Paulus auf dem Aeropag die Seelen der Menschen für den Einfall des göttlichen Lichtes zu öffnen bestrebt ist oder wie

Cicero im römischen Senat der Gerechtigkeit zum Triumph zu verhelfen vermag oder aber wie Hitler im Bürgerbräukeller und Goebbels im Sportpalast die Mächte der Finsternis zu Kumpanen herbeiruft.

Auch in unseren Tagen, wo eine Bildersprache des Schreckens und Grauens unser Gemüt belastet, lassen uns Stimmen aus den politischen Lagern aufhorchen, ermuntern oder enttäuschen uns. Und das nicht ausschließlich durch semantische Analyse der mehr oder weniger oder auch nichts aussagenden Sprachinhalte, sondern durch deren emotive Zwischentönigkeit, die uns wissen läßt, wie hintergründig oder gar hinterhältig der Redner es meint.

Denn die Stimme lügt nicht, ein Erfahrungssatz, der durch die Technik der Stimmauswertung in der modernen Kriminologie, wo die voice prints den Fingerabdrücken den Rang ablaufen, bewiesen werden konnte. Sogar der stimmgewaltigste Populist scheitert einmal an der fehlenden Deckungsgleichheit von Inhalt und Darbietung. Das ist dann geradeso, als würde man ein Musikstück mit falschen Noten spielen.

Niemand sollte die Auswirkungen stimmlichen Fehlverhaltens oder bewußter Klangmaskierung unterschätzen. Es führt nicht nur ins individuell Pathologische. Es kann eine gesellschaftliche Neurose auf den Plan rufen und die Gefahren des schon jetzt beträchtlichen akustischen Umweltschadens auf bedenkliche Weise erhöhen.

Die Stimme, so läßt sich aus der bisherigen Betrachtung schlußfolgern, ist ein komplexes, ein *biopsychosoziales* Phänomen. Mit einem Schrei kommen wir auf die Welt und mit einem letzten seufzenden Atemzug verlassen wir sie. Dazwischen erklingt eine lebenslange Melodie, die uns allmählich vertraut wird, die uns zuweilen auch fremd anmutet und deren falsche Töne uns oft unvermittelt aus dem Takt bringen.

Doch wie verloren klänge das Menschenlied, ob frohgestimmt oder leidvoll, ohne den begleitenden Chorus aus dem Tierreich: das Zwitschern und Zirpen, das Girren und Gurren, das Schnalzen und Klappern, der artistische Gesang der Vögel, das Gackern der Gänse, das Bellen der Hunde, das Heulen der Wölfe, das Röhren der Hirsche, das Brüllen der Löwen, das Trompeten der Elefanten, das

Zischen der Schlangen, das Wiehern der Pferde, das Miauen der Katzen, das Wimmern der jungen Brut. Alle diese Äußerungen von Jubel, Lockung, Paarung, Angst und Gefahr, die unseren eigenen Kundgaben nicht fernstehen, verpflichten sie uns nicht dazu, den Schöpfungsauftrag zu erfüllen, die Erde für alle Kreatur bewohnbar zu gestalten und zu erhalten!

Dies engagierte Plädoyer, das uns die Fülle der Stimmklänge zu Gehör bringen möchte, bliebe unvollkommen und verdiente insbesondere nicht das Attribut humanum, wenn außer acht gelassen würde, daß ein Schallelement, eine umschriebene Vokalisation – so wohlklingend und verständlich sie uns auch erscheinen mag – erst in der Koppelung mit einem Gegenstand oder Sachverhalt eine Bedeutung erhält, die das Wirkungsfeld einfacher vokaler Gesten weit überschreitet. Der, bildlich betrachtet, in Lettern gegossene elementare Laut erlaubt es – wie denn auch von der Schriftsprache übernommen – ihn in Silben-, Wort- und Satzfolgen aneinanderzureihen, jederzeit wiederzuverwenden, in der fixierten Form weiterzutragen, erlernbar zu machen und nahezu unerschöpflich in neue Inhalte umzugießen. Kurz: Erst in der Vermählung des tönenden luftigen Stoffes mit den intellektuell und geistig verarbeiteten Abbildern der uns umgebenden Objektwelt entsteht das, was man als das Wunder der menschlichen Sprache betrachten kann und was jeden Versuch, die Tiere zum Sprechen zu bringen, als vergeblich erwies.

Zielten die letzten Bemerkungen auf den engen Verbund von Stimme, Sprechen, Sprache und ihren einzigartigen Wert für die menschliche Verständigung, so darf doch nicht übersehen werden, daß es daneben mancherlei Kommunikationsarten gibt. So etwa den Geruch, der beim Menschen im Vergleich zum Tier nur noch rudimentär vorhanden ist, obzwar Äußerungen wie: »Er kann ihn nicht riechen!« oder »Es riecht nach Ärger«, darauf hindeuten, daß der Geruchssinn im partnerschaftlichen Umgang eine gewisse, allerdings kaum einzuschätzende Rolle spielt. Auch der Tastsinn, etwa bei zärtlicher Liebkosung oder beim Schlagabtausch, hat eine kommunikative Bedeutung. Stärker noch überzeugen oder enttäuschen uns im Umgang mit den Mitmenschen Gestik, Mimik, Haltung oder Bewegung. Allen Arten der Körpersprache bleibt aber die Phonik überlegen. Und dies nicht nur, weil sie das Vehikel der Sprache ist und in der stillen Lautung das Denken befördert, sondern weil ihre »Musik« die Phantasie anregt, mit einem Wort: kreative Potenzen erweckt.

Diese Erweckung kommt über das Gehör zustande, dem Eingangstor aller Klangfiguren. Doch über das gewöhnliche, vom Lärmmüll meist abgestumpfte Hören hinaus gibt es einen verfeinerten Wahrnehmungssinn, der dem Farbenklang einer blühenden Rose lauscht und sich nicht durch den bloßen Augenschein entzücken läßt. Nietzsche hat für diese überhöhte Befähigung die bildhafte Vorstellung vom Dritten Ohr geprägt. Und der Jazzexperte Behrendt ist in vielen Büchern nicht müde geworden, die heutzutage festzustellende Abschwächung dieses akustischen Metasinnes zu beklagen. Dabei ist das Ohr überhaupt ein viel schärferer Kritiker der uns überschwemmenden Eindrücke als das von der Überflut der Bilder müde und matt gewordene Auge.

Das wußte schon der berühmte griechische Stimmlehrer Quintilian, als er schrieb: »Nichts kann den Weg ins Innere finden, das schon im Ohr, also gewissermaßen im Vorhof, Anstoß erregt.« Das Ohr als Wächter unserer Integrität. Zu Recht heißt es bei dem niederländischen Schriftsteller Cees Nooteboom: »Das Auge ist ein viel leichter zu betrügendes Organ.«

Wir haben uns in diesem Eingangskapitel bemüht, das Stiefkinddasein, das die Stimme im alltäglichen Gebrauch erfährt, aufzuhellen. Daß auf künstlerischem Gebiet, im ästhetischen Raum, die Stimme eine Königin-Rolle spielt, darf nicht davon abhalten, auch die Niederungen menschlichen Ausdruckvermögens zu beleuchten. Aber unten wie oben, das Letzte läßt sich nicht aussprechen, bleibt bei allem technischen Aufwand und wissenschaftlichem Streben ein Geheimnis. Nur daß es uns eben beim Kunstgesang aufs Höchste im Inneren ergreift, bei den banalen Floskeln aber ungerührt und kalt läßt, obwohl auch die gewöhnlichen Äußerungsformen bei kritischer Sicht faszinierende Einblicke in das menschliche Kommunikationsverhalten eröffnen.

Die Wirklichkeit ist immer größer, als daß unser begrifflich sprachliches Netz sie einfangen könnte. Eine Binsenweisheit, die nicht in die Resignation führen muß. Denn was sich im schnellen Fluß der Verlautung als eine schützende Insel erwiesen hat und bei drohender Sprachlosigkeit Zuflucht gewährt – es mag als eine schwere geistige Fracht oder auch nur als das leichte Gepäck eines Partyschwatzes gewichtet werden – was Bestand hat, ist das unendlich sich fortsetzende Miteinandersprechen, das Kontakthalten in allen Kommunikationsformen.

Wir sollten jedoch bei allem Enthusiasmus für den vom Ego befreienden, gemeinschaftsstiftenden Diskurs nicht vergessen, daß es eine kluge Schwester des Gespräches mit einer zu Herzen gehenden Beredtsamkeit gibt – das Schweigen. In entscheidenden Augenblicken schlägt es, wie Herkules der Hydra, den inhaltsleeren Wortschlangen die Köpfe ab.

Evolution der Stimme

But what am I?
An infant crying in the night:
An infant crying for the light:
And with no language but a cry.

Alfred, Lord Tennyson

Im Jahre 1866 verfaßten die Mitglieder der Pariser Linguistischen Gesellschaft eine Resolution, die die Beschäftigung mit der Frage nach dem Ursprung der Sprache untersagte, eine Folge der fruchtlosen Bemühungen und unsinnigen Hypothesen bei der Behandlung dieses Themas.

Schon Jahrtausende früher ist nach Herodots Zeugnis Pharao Psammetich der erste gewesen, der zu diesem Zweck ein ausgesetztes Kind mißbrauchte. Er ließ es, getrennt von jedem sprachlichen Kontakt, unter Hirten aufwachsen. Das erste geäußerte Wort soll sich wie »bekos« angehört haben. Da es im Phrygischen »Brot« bedeutet, schloß man daraus, die Ursprache gefunden zu haben.

Späteren Datums war der Neugeborenenversuch Friedrich II. von Hohenstaufen. Wie es der Minorit Salimbene aus Parma in seiner Chronik über die sieben Wahnideen des Stauferkaisers erzählt, war dessen zweite Wahnidee, in Erfahrung zu bringen, welche Sprechweise kleine Kinder benutzen würden, wenn man sie gleich nach der Geburt daran hinderte, mit irgendjemandem eine sprachliche Verbindung einzugehen. Dieser Deprivationstest endete mit dem Tod aller Säuglinge. Der wißbegierige Herrscher hat nicht erfahren können, ob die Menschen zuerst hebräisch, wie er vermutete und wie damals vielfach angenommen, griechisch, lateinisch oder arabisch sprachen. Letztlich erbrachte auch das Auftauchen von sog. »Wolfskindern«, die von der Kultur unberührt geblieben waren, und das berühmte Beispiel Kaspar Hausers keine Lösung dieser Fragestellung. Es zeigte allemal, daß Heranwachsende, um Sprache zu erwerben, eines entsprechenden Umfeldes bedürfen.

Doch wurde die Suche nach der lingua adamica nie ernstlich aufgegeben, weil es faszinierend blieb, nachzuforschen, ob es sich um eine Mono- oder Polygenese handelt, d.h., ob sich die Sprachfähigkeit des Menschen an einem oder gleichzeitig an mehreren Orten entwickelt hat. Auch der gegenwärtige Stand der Wissenschaft läßt nur eine vage Antwort darauf zu. Nach den paläontologischen Funden spricht einiges für eine Sprachentstehung an verschiedenen Plätzen des Globus, manches wiederum für ein Uridiom in Ostafrika. Die Crux der ganzen Problematik liegt in der paradoxen Tatsache, daß »der Mensch nur Mensch ist durch die Sprache, um aber die Sprache zu erfinden, müßte er schon Mensch sein« (Wilhelm von Humboldt).

Auch die griechischen Sophisten grübelten über das Ursprungsproblem nach: Entsteht die Sprache aus der Natur des Menschen, ist sie angeboren, wie von der modernen Linguistik angenommen, oder aber eine Erfindung des menschlichen Geistes. Wobei offen bleibt, wann und zu welchem Zweck die genetisch vorgeprägte Gabe erstmals eingesetzt wurde und ob Denken ohne Sprache überhaupt möglich ist, wie bei Humboldt angeklungen.

So stehen sich von altersher theoretische Ansätze gegenüber, die die Sprachwerdung für eine schöpferische Tat des Menschen oder aber für einen glücklichen Zufall halten, sowie Vorstellungen, die die Geburt der Sprache als einen Akt der göttlichen Offenbarung ansehen.

Nicht ohne Humor, aber auch nicht ohne Grund hat die Linguistik ihre verschiedenen Hypothesen mit onomatopoetischen Bezeichnungen umkleidet. Und damit stoßen wir auf das, was im Blickpunkt unseres Interesses steht, und was der eingangs erörterten Frage nach dem Entstehen der Sprache zeitlich und kausal vorausgeht: Wann wohl wehte zum erstenmal der Klang einer Menschenstimme über das Erdenrund? Wie eng Stimmgebrauch und

Sprachschöpfung miteinander verzahnt sind, läßt sich anschaulich an den Definitionen der Linguisten ablesen: Lautnachahmungs- oder »Wau-wau«-Theorie; Interjektions- oder »Oh«-Theorie als Ausfluß von Gefühlen; Ding-dong-Theorie, jedes Ding in der Natur antwortet, wenn es von einer physikalischen Energie stimuliert wird – so gibt auch der Mensch einen Laut von sich, sobald seine Sinnesorgane gereizt werden; »Yo-he-ho« oder Hauruck-Theorie, wonach sich das Sprechen aufgrund der Muskelanstrengungen während der Arbeit und der unwillkürlich geäußerten Begleitrufe entwickelte, wie man sie auch heute noch kräftestimulierend ausstößt.

Es ist eine beeindruckende Vorstellung: die Geburt der Sprache aus den frühen gemeinschaftlichen Aktionen der Menschen im Ringen mit der Natur, im Prozeß der Arbeit, im Reigen des Tanzes und Ausübung des Kultus.

Da mit hoher Wahrscheinlichkeit angenommen werden kann, daß das bewegende Prinzip für das Aufkommen von Sprache aus der Notwendigkeit erwachsen ist, mit den Mitmenschen in Berührung zu treten und die Nähe aufrechtzuerhalten, verdient kuriositätshalber die sog. »poetische« Theorie Erwähnung. Danach hat die Sprechfunktion ihren Platz als ein Mittelding zwischen den nächtlichen Liebesgesängen eines Katers auf dem Dache und dem süß klingenden Sehnsuchtsschall der Nachtigall. Dies würde eine Meldung aus Indonesien stützen: Angeblich haben Schweizer Forscher auf Borneo einen Stamm Steinzeitmenschen entdeckt, die in Höhlen leben, sich von Rinde ernähren, mit Blättern bekleiden und eine Sprache verwenden, die dem Gesang der Nachtigall ähnelt.

Ohne Frage beherrschte ein kreatürliches Stimmengewirr weit vor dem Erscheinen des Menschen und noch während seines evolutionären Werdeganges die Erde. Aber ebenso schwierig wie die Feststellung des ersten an den Dingen sich festkrallenden Bedeutungszeichens, das den Namen Sprache beanspruchen darf, ist die Antwort darauf, wann, wo, von welchem Lebewesen der Urschall ausgesandt wurde. Wie heute nahezu jeder weiß, weil von den Medien popularisiert, starben vor etwa 65 Millionen Jahren die Saurier aus. Auf welche Weise sie sich untereinander verständigten, ob durch Geruchsstoffe, Körperbewegungen oder Schallstöße, wie wir es aus dem Tierreich kennen, bleibt uns verborgen. Mit ihrem Aussterben aber konnten sich in den bislang von den Riesenreptilien besetzten Nischen die Säuger ausbreiten, aus denen dann vor rund 10 Millionen Jahren die ersten menschenähnlichen Wesen, die Hominiden, hervorgingen. Ihnen spricht man eine bipedale Fortbewegung, gelegentlichen Werkzeuggebrauch, aber noch nicht gewohnheitsmäßig den aufrechten Gang zu. Es ist vorstellbar, daß sie ein einfaches Kommunikationssystem verwendet haben, in dem die Signale der Körpersprache, Mimik und Gestik, vorherrschten. Es dürfte jedoch auch zu einem Austausch vokaler Gesten gekommen sein, denn wahrscheinlich hat man bald erkannt, welche Vorteile die akustisch getragene Verständigung bietet. Man war unabhängig vom Sichtkontakt (»Aus den Augen, aus dem Sinn«), die kommunikative Distanz konnte erweitert und in der Dunkelheit vor Gefahren gewarnt werden. So ist anzunehmen, daß sich in der frühen Menschheitsentwicklung die kehlig rauhen Zurufe, die animalische Sprechweise, in melodiösere Stimmuster umwandelten, was der Entfaltung des Zeichenrepertoires zugute kam.

Wenn man einmal, wie von Eccles getan, das Evolutionsgeschehen seit der Entstehung der Erde auf den Tagesablauf von 24 Stunden zusammendrängt, dann ergibt sich die nachstehende Zeitfolge:

4.40 Uhr	erstes Leben
20.20 Uhr	erste mehrzellige Wesen
21.30 Uhr	Entwicklung von Wibeltieren
23.57 Uhr	Abspaltung menschenähnlicher Wesen vom Uraffen

Erst 23.59, knapp 2 Sek. vor Mitternacht, betritt der heutige Mensch die Welt. Ein eindrucksvolles Bild über das späte Auftreten der kulturellen Evolution. Man kann sich das noch deutlicher vergegenwärtigen, wenn man bedenkt, daß die Spanne von den schon Werkzeuge herstellenden Australopithecinen, als »Vormenschen« angesehen, bis zum homo sapiens einen Zeitraum von annähernd 600000 Jahren, etwa eine Folge von 50000 Generationen, ummißt. Dagegen ist die historische Zeit mit etwa 6000 Jahren, was nur 250

Generationen einschließt, auffallend kurz. Bei dem späten Auftritt des Menschen auf der Bühne des Erdgeschehens ist es nicht einfach, festzulegen, in welchen Zeiträumen sich sein Wandel vom »Großmuskelwesen« zum »Kleinmuskelwesen« vollzog, das heißt, von welchem Zeitpunkt ab er es aufgab, durch rohe Kraft die Natur zu bezwingen und seine Aktionen mit der Außenwelt vornehmlich auf Hand- und Stimmgebrauch umzusetzen.

Vor rund 30–40 Millionen Jahren sollen sich von den Vertebraten (Wirbeltieren) die beiden Zweige Anthropoiden und Menschen abgetrennt haben. Man schätzt ein, daß der sog. Javamensch (Pithecanthropus erectus) und der Pekingmensch (Sinanthropus pekinensis), die vor etwa einer Million Jahren lebten, und bei denen die ursprünglich prominente »Kampfform« der Zähne weitgehend in den menschlichen Zahntypus umgestaltet war, zum erstenmal Sprache in unserem Sinne benutzten. Zweifellos hat diese Befähigung zum Überleben und zur Fortentwicklung beigetragen. Beim Neandertaler, dessen Spuren sich zirka 200000 Jahre zurückverfolgen lassen, ist es allerdings trotz der ihm aufgrund seiner Hirnentwicklung zugeschriebenen Intelligenz fraglich, ob er imstande war, mehr als nasale Grunzlaute zu äußern, weil die Anatomie des Kehl- und Mundraumes bei ihm nicht der Form und dem Ausmaß beim heutigen Menschen entspricht. Es wird sogar vermutet, daß er wegen dieses Mangels ausgestorben ist.

Geht man davon aus, daß die Freisetzung der Hände infolge des aufrechten Ganges das Fortschreiten des Sprachvermögens, korrespondierend mit der Zunahme des Hirngewichtes, befördert hat, so darf doch nicht übersehen werden, daß zur begrifflichen Erfassung, d.h. zur Bildung eines Lautkomplexes, wie Silbe, Wort, die kehligen Lautmittel erst befähigt wurden, nachdem sich ein hufeisenförmiger Zahnkranz bei lückenlos geschlossenen Zahnreihen, senkrecht gestellten Schneidezähnen ohne Sondergestaltung der Eckzahngruppe herausgebildet hatte, der Kehlkopf tiefgestellt und der Gaumen hochgewölbt wurde. Die Vergrößerung des oberhalb der Stimmritze gelegenen Raumes (Ansatzrohr) bei vorverlagertem Zungengrund schuf die Voraussetzungen dafür, den ungeformten Kehlschall in Vokale und Konsonanten zu transformieren, den Urschrei in die Ursprache umzusetzen, was wiederum auf die gemeinsame Wurzel hindeutet.

Sicher ist auch zu bedenken, daß unseren Vorläufern wie den Australopithecinen, in einem Hunderttausende von Jahren währenden Prozeß durch Mutation, sozusagen genetische Schnellschüsse, Vorteile im Lebenskampf verliehen worden sind. So eben auch die Fähigkeit, mittels eines komplexeren Rufsystems bei der Nahrungssuche und Jagd Überlegenheit zu erlangen.

Lenneberg hat darauf verwiesen, daß der menschliche Stimmapparat in mehreren Hinsichten einfacher strukturiert ist als derjenige großer Affen. Die Geometrie der Luft- und Resonanzräume ist stromlinienförmig und die Stimmlippen ragen auf eine Weise in den Luftkanal, daß sie in der Regel nur beim Ausatmen Laute erzeugen. Inspiratorische Lautgebung, wie bei Tieren, bleibt einem gezierten Sprechduktus vorbehalten, wie etwa das atemeinziehende »Ja« als gewollte Darstellung dezenter Zurückhaltung oder gespielter Vornehmheit.

In der Evolutionskette des Menschen und bei der Wegbereitung der Kultur spielt neben der Verfeinerung und Verbreiterung der Hirnstruktur, der Freigabe der Hände beim aufrechten Gang (»Entlastungsphänomen«), der Kehlkopf nebst Anhangsgebilden eine keineswegs zu unterschätzende Rolle. Er liegt am Kreuzweg unseres Lebens, am Trennpunkt der unentbehrlichen Zufuhren von flüssiger, fester und lufthaltiger Nahrung. Er ist ein Barometer unserer körperlichen und geistigen Gesundheit. Er schützt unsere Lungen und baut die Stabilität des Brustkörpers auf. Ohne zu übertreiben, kann man feststellen, daß der Kehlkopf primär ein Lebensschützer und sekundär der »große Kommunikator« ist.

Es ist ein weiter Weg vom primitiven Verschlußmechanismus des Lungenfisches bis zu jenem Klangorgan, dem es bei höchster Vollendung gegeben ist, mit »Engelszungen« zu sprechen und zu singen. Die Vorfahren des afrikanischen Lungenfisches, der weiterhin existiert, reichen zurück bis in die Devon-Periode des Erdzeitalters. Zum Schutz seiner Lungen bei Landaufenthalt benötigte er ein Ventil, das sich als ein schmaler Schlitz am Boden des Kehlrachens zeigt und durch Muskelzug verschlossen werden kann. Bei der Exspiration wird damit ein katzenähnliches Schnurrgeräusch erzeugt, das wahrscheinlich nicht kommunikativen Zwecken dienlich ist.

Beim Frosch, den man zu den schwanzlosen Amphibien zählt, gibt es zwei mit Schleimhaut überzogene Knorpelplatten, die als Stimmfalten imponieren. Auch der für die Festigkeit des Kehlgerüstes und der Muskelansätze unentbehrliche Ringknorpel ist bereits angelegt. Jeder kennt die weitschallende Stimmkraft der Frösche, das Warn- und territoriale Abgrenzungsquaken. Es ist gar nicht ausgeschlossen, daß der erste durchdringende, fernkündende, kreatürliche Ruf auf der Erde von einem Frosch ausging.

Fast alle lebenden Wesen sind befähigt, Laute zu produzieren. Dabei besteht eine Beziehung zwischen der Morphologie des schallaussendenden Organs und dem akustischen Produkt. Wie sich diese allerdings im evolutionären Fortgang gegenseitig beeinflußten und auf welche Weise durch die Reaktion des Empfängers die Struktur und Funktion des Senders sich verfeinerte, darüber kann im nachhinein nur spekuliert werden.

Festzuhalten bleibt, daß der Kehlkopf weit älter ist als die Muskulatur zu Zwecken der Sprechausformung, älter auch als das entwickelte Gehirn. Das käme dem Darwinschen Gedanken nahe, daß Sprechen nicht das Resultat einer besonderen Schöpfung ist, sondern lediglich eine andere Form der Schallerzeugung, die ihre Einzigartigkeit der Zunahme der menschlichen Intelligenz verdankt. Sprech- und Sprachbefähigung ist das Ergebnis des Zusammenwirkens von Stimmapparat mit dem zentralen Nervensystem und dem Hörorgan, einschließlich Hörrinde. So sieht auch Wilhelm von Humboldt »die unzertrennliche Verbindung des Gedankens, der Stimmwerkzeuge und des Gehörs zur Sprache als unabänderlich in der ursprünglichen, nicht weiter zu erklärenden Einrichtung der menschlichen Natur«. Neuere elektrische Reizversuche haben ergeben, daß subkortikale Hirnbereiche, die mit Rindenarealen verknüpft sind, beim Sprechen in Aktion treten. So kommt auch den tiefergelegenen Hirnregionen bei der Vokalisation, bei der Stimmkontrolle und bei der Steuerung des Sprechflusses eine Bedeutung zu.

Fragen wir uns nun, nachdem sich im Überblick des entwicklungsgeschichtlichen Ablaufes der menschliche Kehlkopf als die verwendungsreichste Form eines Schallorgans herausgestellt hat, welche Struktur er besitzt und welche Funktionen er ausübt.

Das Grundgerüst besteht aus mehreren größeren und kleineren Knorpeln, die das obere Ende der Luftröhre umschließen. Die äußerst beweglichen Stellknorpel, gelenkig auf dem Ringknorpel aufsitzend, regulieren das Öffnungs- und Schließungsverhalten der am Schildknorpel und an den Stellknorpeln beidseits ansetzenden Stimmlippen. Diese aus mehreren Schichten bestehenden Gewebsfalten ragen bei ruhiger Atmung in das Lumen der Luftröhre hinein, ohne den lebensnotwendigen Luftaustausch, die Einnahme von Sauerstoff und die Abgabe von Kohlendioxid, zu verhindern. Unmittelbar über diesen beiden Gewebsvorsprüngen befindet sich ein anderes, weiter vom Luftröhrenlumen zurückgezogenes Faltenpaar, die sog. Taschenfalten, auch als die falschen Stimmlippen bekannt, dessen Schließfunktion vitalen Zwecken vorbehalten bleibt. Alle auf Bäumen lebenden und kletternden Primaten besitzen diese zwei Faltenpaare im Kehlbereich.

Jacoby und Rabine, angeregt von Negus und Pressman, haben sich eingehend mit der Bewegungsweise dieser doppelten Faltenpaare auseinandergesetzt. Die Stimmlippen fungieren als Einlaßventil mit Unterdruckfunktion, d.h. sie dichten ab gegen den Überdruck von außen. Bei Stimmlippenschluß und gleichzeitiger Aktivität der Einatmungsmuskeln dienen sie zum Heben des eigenen Körpers beim Hangeln, Klettern, Klimmzug, wie überhaupt bei Tätigkeiten, die ein hohes Maß an sensibler Körperbalance erfordern, so beim Schwimmen, Tanzen, Laufen. Treten die Taschenfalten in Aktion, arbeiten sie nach Art eines Auslaßventils, schließen gegen den Überdruck im Thorax (Brustraum) ab und setzen so Kräfte frei, die sich vom Körper wegbewegen, wie Heben, Schlagen, Stoßen. Vor allem aber sind sie bei vitalen Verrichtungen beteiligt, wie Stuhlgang, Wasserlassen, Erbrechen, Husten, Geburt. Für die Stimmfärbung ist bemerkenswert, daß die Taschenfalten bei zärtlichen und liebevollen Kundgaben geöffnet bleiben, dagegen bei zornig aggressiven eine Schließungstendenz zeigen.

Während schon im Mittelalter anatomische Atlanten recht genaue Darstellungen der Kehlkopfstruktur und seiner angrenzenden Funktionsglieder lieferten, vollzog sich die Erforschung der physikalisch physiologischen Abläufe bei der Stimmgebung langwieriger und widerspruchsvoller.

Der römische Arzt Galen glaubte, daß Kehlkopf und Luftröhre nach dem Flötenprinzip arbeiten. Ferrein (1741), der den Terminus Stimmbänder einführte, verglich aufgrund seiner Experimente an Hunden und Kadavern die Schwingungen der Stimmfalten mit den Saiten einer Geige, den anregenden Luftstrom mit dem Geigenbogen. Er zog daraus den Schluß, daß die Vibrationen direkt den Ton erzeugen, eine erste myoelastische Erklärung des Phonationsvorganges. Zugleich erkannte er bereits, daß mit der Verstärkung des anblasenden Luftstromes die Häufigkeit der Stimmlippenschwingungen und damit die Höhe des produzierten Tones zunimmt.

Noch für Johannes Müller (1842) war der Kehlkopf ein Rohrflöteninstrument (reed), bei dem die Membranzungen eine unterschiedliche Spannung haben. Doch ist der Vergleich mit einem Instrument für die hochdifferenzierte und feinabgestimmte Funktionsweise des Stimmapparates allzu simpel. Es blieb Helmholtz (1863) vorbehalten, dafür ein plausibles Konzept zu entwerfen. Er wies nach, daß es die durch die Stimmritze entweichenden Luftstöße sind, die die Töne hervorrufen, der Kehlkopf somit als Generator wirkt. Modellversuche mit der Polsterpfeife von Ewald (1898) schufen dann die Grundlagen für die myoelastische Theorie, die van den Berg (1958) vervollständigte und mathematisch absicherte. Nach diesem auch aerodynamisch genannten Erklärungskonzept sorgt der Luftstrom aus den Lungen dafür, daß die Stimmlippen auseinandertreten und infolge ihrer Eigenelastizität wieder in die Ausgangsposition zurückkehren.

Eine ergänzende Klarstellung der aerodynamischen Abläufe fand Tonndorf (1925). Er erinnerte sich an die Bernoullischen Strömungsgesetze, die bei Flüssigkeiten und Gasen Gültigkeit haben. Die entsprechende mathematische Gleichung läßt sich so in Worte fassen: Die Strömungsgeschwindigkeit einer Flüssigkeit oder eines Gases wird umso schneller, je enger der Querschnitt ist, durch den diese Stoffe sich hindurchbewegen müssen. Mit dem Anstieg der Strömungsgeschwindigkeit sinkt aber nun der Druck in diesem Umfeld. Auf die anatomischen Verhältnisse der Luftröhre und des Kehlraumes übertragen, bedeutet das, daß in dem unterhalb der Stimmritze (Glottis) gelegenen, das Luftröhrenvolumen konisch einengenden Raum (Conus elasticus) sich jener Ort befindet, wo gemäß dem Bernoullischen Gesetz mit zunehmender Strömungsgeschwindigkeit der Druck abnimmt. Oberhalb davon, jenseits der Stimmlippen, erweitert sich das Luftrohr wieder und damit verlangsamt sich der Luftstrom. Es entsteht ein Druckgefälle, was die Stimmlippen zusätzlich zu ihrer Eigenelastizität durch den im unteren Abschnitt vorherrschenden niedrigen Druck wieder zusammenführt. Dieses Wechselspiel wiederholt sich periodisch.

Für die individuelle Note und den männlichen, weiblichen oder kindlichen Klangcharakter sorgen neben der Gestaltverschiebung des Mund- und Rachenraumes die bei jeder Person unterschiedliche Ausformung der Stimmlippen, ihre Masse, der Elastizitätsgrad, die Verschieblichkeit der Deckschicht, die Befeuchtung der Schleimhaut, sozusagen das Schmieröl für die erheblich frequenten Gleitbewegungen. Die paarig und unpaarig am knorpligen Kehlkopfgerüst ansetzenden kleineren Muskeln haben nach der myoelastisch-aerodynamischen Theorie die Aufgabe, die Stimmlippen in einen eutonen, der jeweiligen Äußerungsabsicht entsprechenden Spannungszustand, also in die zweckmäßige Phonationsstellung zu bringen. Im physikalischen Sinne handelt es sich um ein sich selbst unterhaltendes Schwingungssystem, dessen Vibrationen vom Luftstrom aus den Lungen bei sich passiv verhaltenden Stimmlippen ausgelöst werden. Gesteuert wird die Ausgangsstellung und Arbeitshaltung der Kehlkopfmuskulatur wie auch der an der Respiration und Artikulation beteiligten Muskeln vom Zentralen Nervensystem.

Die Selbsterfahrung, daß man nicht mit der Kehle, sondern mit der Seele spricht oder singt, hatte den französischen Sänger und Physiologen Husson zur Ausarbeitung einer zerebralen oder auch neurochronaxischen Theorie veranlaßt. Er ging davon aus, daß die Stimmlippen coup pour coup, Schwingung um Schwingung, durch von der Hirnrinde ausgehende Impulse, fortgeleitet von den Kehlkopfnerven, in Bewegung gesetzt werden. Der Schwingungsvorgang wäre somit vorrangig ein Innervationseffekt, erst in zweiter Linie leistet der Luftstrom Hilfe dabei. Diese Auffassung hat in den 50er Jahren die stimmphysiologische Forschung außerordentlich befruchtet, wurde jedoch experimentell widerlegt. Soviel scheint aber sicher: Über Rezeptoren verschiedenster Art, gewissermaßen Spannungs- und Reizfühler, die sich über den ganzen Schallerzeugungsapparat verteilen, erfolgen Rückmeldungen über den Ist-Zustand zur Zentrale, von der dann im nervalen Gegenzug die persönlich beabsichtigte Soll-Einstellung der Töne erfolgt. Diese von der Zentrale in die Körperperipherie ausgesandten Impulse stellen eine Art von Initialzündung für die Stimmlippenmotorik dar. Eine Rückmeldefunktion hinsichtlich des Stimmausdrucks haben auch Hörsinn und Kinästhetik, letztere kontrolliert die Bewegungen im Stimmtrakt.

Wenn wir im vorstehenden auf die primäre Schallabstrahlung im Kehlbereich ausführlicher eingegangen sind, so heißt das nicht, daß der Promotor der Luftbewegungen, die Atmung, geringer einzuschätzen sei. Die Atmung ist als lebenspendende Funktion phylogenetisch älter als die Stimme, so wie ja auch der Ventilverschluß im Kehlkopf zuvörderst eine vitale Schutzaufgabe erfüllt und erst sekundär der Stimmproduktion dient. Die zentralnervöse Steuerung der Atmung übernimmt das Atemzentrum im verlängerten Mark. Der Meßpunkt ist ein Chemorezeptor im Karotisknäuel, einem im Teilungsdreieck der Halsschlagader gelegenen Drüsenpaar. Hier wird das Kohlensäureangebot sowie der Sauerstoffmangel registriert und nach Weitergabe des Meßergebnises über Atemfrequenz, -druck und -amplitude entschieden.

Über das Atmen ist viel nachgedacht und vieles niedergeschrieben worden, darunter eine Menge Mythisches, Mystisches, allzu Abgehobenes, schwer Nachvollziehbares. Und dennoch, gleicht es nicht einem Wunder, wenn man nur bedenkt, daß wir bei Erhalt des lebenspendenden Gasaustausches imstande sind, mitunter stundenlang zu reden oder anstrengende Gesangspartien zu vollenden! Es ist schon erstaunlich, daß selbst Dauerschwätzer keine Luftnot erleiden.

Rückblickend haben wir bisher vom dreistufigen Aufbau des Stimmapparates unser Interesse dem Windkessel (Lungen, Bronchien, Luftröhre) und dem Tongenerator (Kehlbereich) zugewandt – werfen wir nunmehr noch einen Blick auf die oberste Stufe, das Ansatzrohr. Es umfaßt die Räume oberhalb der Stimmritze, also Kehl-, Mund- und Nasenrachen sowie Mundhöhle. Es ist der Ort, wo der primäre Kehlkopfschall sich zum Sprachlaut entfaltet. Durch den Gestaltwandel des Ansatzrohres werden Obertonbereiche des Klangspektrums verstärkt bzw. abgeschwächt. Man nennt diese Energiebündel und -spitzen Formanten, sie differenzieren die Vokalcharakteristik. Wählte man ein kühnes Bild, so könnte man das Ansatzrohr als den Geburtsort der Lautsprache bezeichnen; das Gehirn wäre dann einer Gebärmutter vergleichbar, worin sich die Sprache im embryonalen Zustand befindet, ehe sie das wehenfördernde Denken zur Welt bringt.

Die Konsonanten wiederum entstehen durch Verengungen, Hindernisbildungen im Ansatzrohr unter Beteiligung von Zunge, Lippen und Zahnkranz, wobei die Luftströmung beschleunigt wird und sich Wirbel bilden. Bei den stimmhaften Konsonanten wirken die Stimmlippen mit.

Die unverwechselbar persönliche Stimmfarbe ergibt sich, wie schon erwähnt, aus der Anatomie und der Flexibilität des Ansatzrohres. Doch wäre es eine verkürzte Sicht, wenn wir nicht daran erinnerten, daß der Mensch, und das zählt von den Ursprüngen her, mit dem ganzen Körper spricht und singt. Die in den Lebenssituationen ständig variierende Haltung oder Bewegung erweitert oder verengt den Rahmen von Äußerungsformen, so daß daraus ein gerader oder »gebückter« Ton resultieren kann. Diese Formulierung ist kein begriffliches Ableiten natürlicher Vorgänge ins Moralische, sie unterstreicht vielmehr die gängige Erfahrung vom Zusammenklang physiologisch körperlicher Prozesse mit der geistig seelischen Einstellung. Die aufrechte, wahrhaftige Hinwendung schafft sich den Eutonus, die gute Haltung, oder um Martin Buber zu zitieren: »Haltung hat, wer Halt hat.«

Die Sprechstimme

Glücklich ist das Kind, dem seine Wärterin, seine Mutter, seine älteren Geschwister, seine Anverwandten und Freunde, endlich seine frühesten Lehrer auch im Gehalt und Ton der Rede gleichsam Vernunft, Anstand, Grazie zusprachen; der Jüngling, der Mann wird sie nicht verleugnen, so lange er lebet; denn nur durch Hören lernen wir sprechen, und wie wir frühe hörten, wie unser Mund, unsere Zunge sich in der Kindheit und Jugend formten: Meistens sprechen wir so zeitlebens.

Johann Gottfried Herder

»Wenn jemand spricht, wird es hell!« Sigmund Freud will seinen berühmt gewordenen Satz einem kleinen Jungen in einem dunklen Zimmer abgelauscht haben. Die evolutionsgeschichtliche Betrachtung im vorhergehenden Kapitel hat uns auf die Spuren frühester menschlicher Äußerungsformen geführt. Der Kampf ums Überleben brachte eine kommunikative Verhaltensweise zutage, die sich der Körpersignale (Gestik, Mimik) ebenso bediente wie vokaler Gesten. Der Verständigungsgrad blieb naturgemäß beschränkt.

Erst in einer jüngeren Entwicklungsphase, als sich das Nervensystem differenzierte und umfänglicher vernetzte und damit effizienter wurde, wandelte sich im Verein mit der beweglicheren Ausformung des Ansatzrohres das von den Stimmlippen erzeugte

Geräusch, als eine Art von Brummen und Summen vorstellbar, in ein vielfältig zu variierendes Klangspektrum um. Das brachte die von Freud benannte Luzidität in die menschlichen Beziehungen ein, gipfelnd in das von Goethe in den Rang des Lichtes erhobene Gespräch.

Die Stimme gewinnt über die Urform hinaus an Dynamik und Brillanz, nicht zuletzt an Überzeugungskraft und künstlerischer Potenz, wenn sie sich im Akt des Sprechens oder Singens verwirklicht. Die Sprechhandlung wird zum entscheidenden Promotor menschlicher Aktivitäten.

Untersuchungen aus dem Deutschen Primatenzentrum in Göttingen haben aufgedeckt, daß sich die Kommunikation mittels Lauten hierarchisch auf mehreren Ebenen vom instinktiven Aufschrei bis zum artikulierten Vortrag vollzieht. Die neuronale Signalquelle für Primitivlaute ist der Hirnstamm. Vom Mittelhirn aus werden die lauterzeugenden Strukturen: Kehlkopf, Mund und Atmung, aktiviert. Auf einer nächsthöheren Ebene gelingt es, die angeborenen, fixen Lautmuster zu variieren, was der Gabe eines Schauspielers entspricht, Freude, Zorn, Schmerz nachahmend zu gestalten. Das Limbische System wiederum gestattet es, Lautelemente kreativ in Eigenkompositionen umzusetzen. Der Gesang der Vögel und die Klangvielfalt menschlichen Sprechens sind Beispiele dafür. Oberste Kontrollinstanz ist beim Menschen der motorische Kortex. Planungsfehler korrigiert das Kleinhirn, während der Routinevorgang der Lautung über das extrapyramidale Nervensystem abläuft. Somit ist ein feindifferenziertes, komplexes Kontrollsystem für die Lauterzeugung zuständig. Mitgesteuert wird das Ganze durch den »Horchposten« Ohr, der Tonhöhe, Lautstärke, Klangfärbung und Rhythmus überwacht. Hinzu kommt die kinästhetisch-reflektorische Regelung, die dafür sorgt, daß gemäß dem kortikalen Lautauftrag die für die Stimmgebung zugeordneten Muskelgruppen zusammengeschaltet werden.

Ebenso komplex enthüllt sich der Sprechakt, wenn wir ihn unter kommunikativer Sicht betrachten. Es sind vornehmlich drei Faktoren, die ihn kennzeichnen: die Äußerung, gemeint ist die Verwendung der Wörter in bestimmten Konstruktionen, wie sie die Regeln der Grammatik festlegen und was das Aufgabenfeld der Linguisten umreißt; die Proposition, das heißt die Aussage über einen Sachverhalt, die Lautgestaltung von Vorstellungen, Ideen, sozusagen die akustische Materialisierung der Gedankenwelt und als dritter Aussagefaktor: die Illokution. Letztere ist für unser Thema bedeutsam, weil sie das, was wir zu sagen haben, mit stimmlichen Mitteln interpretiert. Die Sprechhandlung erhält ihre aktuelle Relevanz. Man gibt dem Hörer zu verstehen, ob man eine Frage, eine Behauptung, eine Warnung, einen Rat intendiert, und zu welchem Grad die Beabsichtigung ernsthaft, hinterfragend, bestätigend oder beiläufig vorgetragen wird. Man spricht auch von den paralinguistischen oder suprasegmentalen Aspekten der mündlichen Kommunikation.

Aus dem Stimmklang liest der angesprochene Partner eine – bildlich ausgedrückt – mit akustischen Buchstaben geschriebene Charakteristik des Sprechers ab, was die Aufnahme und Verarbeitung befördert sowie die prospektive Antwort einfärbt. Diesbezügliche Tests ließen beispielsweise erkennen, daß positive emotionale Reaktionen den Entschlüsselungsprozeß einer Botschaft erleichtern.

Das sprechsprachliche Signal birgt eine Fülle von Informationen über Alter, Geschlecht, Stimmungslage, Motivation, Herkunft, Sozialstatus des Sprechers. Es gibt des weiteren Auskunft darüber, aus welchem Stoff das Beziehungsband zwischen Sender und Empfänger gewebt ist: Sympathie – Antipathie, Dominanz – Submission. So wirken im Sprechaustausch biologische Konstanten mit, wie der individuelle Aufbau des Sprechapparates einschließlich seiner zentralnervösen Versorgung; ferner Zuflüsse aus dem Gefühlszentrum, die die Tages- und Grundstimmung zitieren, und auch soziale Komponenten, die das partnerschaftliche Verhältnis und den gesellschaftlichen Hintergrund widerspiegeln. Letzteres kommt besonders in der Alltagssprache zum Tragen: Gespräch zweier Nachbarn über das Gartengatter hinweg, die Unterhaltung von Frauen im Supermarkt, die Skatrunde in der Kneipe, das Stehgeplauder auf einer Vernissage.

Wie bei den floskelüberschwemmten Begrüßungszeremonien, beim Allerweltsplausch über das Wetter, beim Ansprechen zufälliger Reisebekanntschaften – bei all diesen tieferen Sinnes baren Bla-bla-Gesprächen geht es gar nicht um einen Gedankenwechsel oder Aktivitätsschub. Es wird einzig dokumentiert, daß man nicht allein sein möchte, daß man sich der anderen Person zugehörig fühlt und sich dieser Beziehung zu versichern glaubt. Im Schmeichelton wie auch im Zornausbruch ringen wir um die solidarische Verständigung mit dem anderen, dessen Fremdsein uns zu allererst beunruhigt; wogegen die später aufgekommene Schriftsprache viel stärker sachlich zu argumentieren weiß.

Niemand täusche sich über die weite Verbreitung von Worthülsen im tagtäglichen Umgang. Ohne Zweifel haben unsere Urahnen mit ihrer beschränkten Vokalisation einen gleichen Zweck verfolgt. Und der Ruf der Wildgänse kündet schließlich nichts anderes: Ich fliege hier! – Fliegst du neben mir? Bei diesem Kommunikationsverhalten sind Zweifel und Reflexion untergeordnet. Was man erwartet, ist Bestätigung, Zusicherung.

Um eine adäquate, dem Inhalt und der Absicht angemessene Ausdrucksgestaltung zu erreichen, greift eine Anzahl von Stimmfunktionskreisen ineinander über, die wir bereits bei der Darstellung des dreistufigen Aufbaus des Stimmorgans vorgeführt haben. Der Einprägsamkeit halber seien sie noch einmal genannt: Da ist zunächst der Funktionskreis Atmung oder der Respirator, der nach Art eines Kompressors die in den Lungen gesammelte Luft durch die Stimmritze preßt. Die dort, im Vibrator, durch die Schwingungen der Stimmlippen resultierenden Luftstöße werden in das Ansatzrohr oder den Resonator geleitet. Hier erst erfährt der ursprünglich komplexe Kehlschall durch Verstärkung von Teiltonbereichen den uns vertrauten Vokalklang.

Der Sprecher selbst nimmt an diesem akustophysikalischen Geschehen über das Gehör und die kinästhetische Empfindung teil. Ähnlich erlebt er den Atemvorgang an den Aktionen des Zwerchfells und der Brustmuskulatur beim für die Sprechabsicht notwendigen Übergang von der Ruhe- in die Stimmatmung. Während sich in Ruhe ein Ein- und Ausatmungsverhältnis von 1:1,2 einpendelt, der zu- und abführende Luftaustausch also nahezu gleich ist, erhöht sich dieser Quotient bei der Sprechatmung auf 1:8–9. Dem versier-

Komplexität der Sprechaktion

Sprechabsicht	→ *Logik*	Stichhaltige Informationen Gründliche Recherchen Klare Gedanken Zielgerichteter Wortschatz Korrekte Grammatik Ausgeglichene Stimmungslage	*Kühler Kopf –* *warmes Herz*
	→ *Phonik*	Atemmittellage Mittlere Sprechstimmlage Artikulation (Resonanz) Lautstärke Sprechtempo Pausengestaltung Dialektfärbung	*Gelassenheit*
Sprechvorgang	→ *Gestik*	Fingerspiel Armbewegung Beinstand Körperhaltung Körperbewegung	*Gelöstheit*
	→ *Mimik*	Augenspiel Blickkontakt	*Lebhaftigkeit*
	→ *Proxemik*	Distanzverhalten Raumausfüllung	*Sicherheit*
Hörvorgang	→ *Akustik*	Eigenhören Zuhörerreaktion Hörerbezug	*Aufmerksame* *Wahrnehmungs-* *fähigkeit*

ten Sprecher gelingt es mühelos, auf dem Ausatmungsstrom Wortfolgen und Satzfügungen zu transportieren. Er folgt damit einem auf die Geschlossenheit körperlicher Anstrengungen hinweisenden chinesischen Sprichwort: »Der Weise atmet mit den Fersen, der Unwissende mit dem Hals.«

Für die Produktion von Tönen sind allein im Halsbereich fünfzehn Muskelgruppen am Werk: zehn, die den Stimmerzeuger aufhängen, zwei, die ihn fixieren und fest an die Wirbelsäule binden und drei, die ihn verschließen; ganz abgesehen von den Zug- und Gegenzugkräften am Thorax und im Ansatzrohr.

Doch ist eine flüssige Redeweise nicht das Ergebnis »roh waltender« Muskelkräfte. Maßgeblich sind die vorgegebenen zentralnervösen Motivations- und Intentionseinstellungen daran beteiligt. So bestimmen sie auch die Balance zwischen Stimmlippenspannung und subglotischem, von den Lungen her angeblasenen Druck und damit die Tonhöhe. Soll die Stimme verstärkt werden, wird der Ausatemdruck erhöht und der Tonus des Spannapparates koordiniert eingestellt. Dies ist vor allem wichtig für die Gesangsstimme, damit sie nicht unkontrolliert in die Höhe »schießt«. Beim Sprechen bewegt sich die Tonhöhe im Rahmen weniger Notenschritte, etwa einer Quint. Es gehört aber zu einer hygienischen Sprechweise, diese Spanne voll auszunutzen. Erfahrungsgemäß prädestiniert ein monotones Redeverhalten eher zu Stimmstörungen.

Als stimmgesundheitsfördernder und klangbereichernder Faktor gilt auch die Nasalität, bei der die Nasenräume durch Öffnung des Gaumensegelverschlußes – weicher Gaumen und Zäpfchen berühren dann nicht die hintere Rachenwand – in die Tonabstrahlung mit einbezogen werden. Nicht wenige Stimmtrainings- und -heilverfahren arbeiten mit dem Einsatz nasaler Beiklänge. Allerdings ist der Schritt zum Näseln, einer als unangenehm empfundenen Schallbeimischung, kurz.

Eine gewichtige Bedeutung im Redekontext kommt dem Pausenverhalten zu. Der Atemrhythmus vollzieht sich im Wechsel von Einatmung-Ausatmung-Pause. Diese Pause ist nicht nur physiologisch notwendig, sie ist zugleich der Sammelpunkt der zufliegenden Gedanken. Daneben sorgen in den Redefluß eingeschobene Intervalle dafür, daß der vorgetragene Text durch Teilung in Sinnschritte verständlich wird. Im Zeitraum dieser auch als »gefüllt« bezeichneten Pausen entwickeln sich jene partnerschaftlichen Berührungen, die entweder zur Annäherung oder zur Abwendung führen. Die Pause als eine Funktion der Sprechgeschwindigkeit reguliert die elastische Gestaltung des Redetempos – in der Musik spricht man von Agogik (grch. agoge = Führung!) – und führt, sinnvoll eingesetzt, zum Kern einer Aussage.

US-amerikanische Untersuchungen in einem Supermarkt, wo in Durchsagen vor den Gefahren des Verzehrs von Gemüse fraglicher Herkunft gewarnt wurde, erbrachten, daß die schnell vorgetragenen Ansagen als objektiver und intelligenter beurteilt wurden als die langsameren. Es ist allerdings zu bedenken, daß andere Kulturkreise konträre Ergebnisse zeitigen könnten.

Zum Gelingen einer Rede, eines Vortrages, einer Diskussionsveranstaltung tragen neben dem bewußten Einsatz des Stimmaterials auch äußere Bedingungen bei, so das Raumverhalten, wissenschaftlich als Proxemik bekannt. Gemeint ist damit der Abstand, den der jeweilige Sprecher zum Zuhörer einnimmt. Es kann sich um eine intime, nahe oder entfernte Distanz handeln, und sie ist auch abhängig von der Rangordnung der Partner. Der Stimmklang ist ein empfindlicher Indikator für das Abhängigkeitsverhältnis untereinander in einem Dialog, für die Position des Sprechers und für die Gewichtigkeit der übermittelten Information. Das hängt u. a. damit zusammen, daß er neben den Signalen: Atemdruck, Muskelspannung, rhythmische Gliederung, faukale Distanz (Weite oder Enge im hinteren Rachen) und Näselklang am deutlichsten das zum Ausdruck bringt, was man als die »psychische Resonanz« bezeichnet hat, die bei einem Gedankenaustausch der rationalen Einstimmung Hilfestellung leistet.

Es gibt stimmächtige Redner, die jeden Raum zu sprengen drohen und die Zuhörerschaft geradezu betäuben. Auf der anderen Seite gelingt es auch einer zarten Stimme, sich schmeichelnd den letzten Winkeln einer Räumlichkeit anzupassen und auf diese Weise das Publikum in Bann zu zwingen. Ebenso natürlich schlägt sich die Situation, in der sich der Sprecher befindet, auf die Klanggestalt nieder. Ein Notschrei in äußerst bedrängter Lage kontrastiert stark mit dem zärtlich umhauchten Geflüster eines Liebespaares, und ein hochnotpeinlicher Zustand kann gleichermaßen wie ein angstbesetzter die Stimme gänzlich verschlagen.

Wohl jeder hat schon bei sich selbst festgestellt, wie sich unter Streßbedingungen die mittlere Grundfrequenz erhöht und die Stimmhöhe bei Zorn steigt, wogegen sie bei depressiver Gemütsverfassung sinkt. Es sind die vielzitierten Stimm- und Stimmungsschwankungen des »Himmelhochjauchzend – zu Tode betrübt«. Geißner, ausgehend von der mittleren Sprechstimmlage, unterscheidet ein unteres Informationsoktav von einem oberen Emotionsoktav. Inwieweit der Beruf eines Menschen den Stimmcharakter prägt, ist schwer zu verifizieren. Immerhin meint man eine typische Sprechhaltung herauszuhören bei Pfarrern, Lehrern, Vertretern, Politikern, Militärs, auch bei Schauspielern außerhalb ihrer Rollenverkörperung. Dem ist entgegenzuhalten, daß von altersher mancher Berufsstand mit Ausdrucksklischees behaftet ist, was wiederum von der Zeitströmung abhängt. So hören wir heute nur noch in Karikaturdarbietungen den näselnd-schnarrenden preußischen Leutnant, den schnauzenden Feldwebel oder die bleichsüchtige, inspiratorisch wispernde Dame der besseren Gesellschaft. Stimme als Modeerscheinung und Rollenübernahme. Das läßt sich bis in unsere Zeit hinein nachweisen. Wer kennt nicht die Leidensstimme des Patienten, dem Krankheit ein Vorwand zur Selbstbestätigung ist? Oder den teilnahmslosen erkalteten Ton des Bürokraten, der die eigene Erbärmlichkeit zu überstimmen versucht.

Eine Stimmrolle wird übernommen, um das Selbstbewußtsein zu stärken, Dienstbeflissenheit zur Schau zu stellen oder das Unterstellungsverhältnis zu betonen. Sie wird als Maske zu Zwecken der Tarnung und Täuschung aufgesetzt oder sie dient als Waffe, den anderen niederzustimmen. Und schlüpfen wir nicht alle gern aus mehr oder weniger durchsichtigen Gründen in eine akustische Gewandung, die uns durchaus nicht immer passend auf den Leib geschrieben ist und entgegen unserer Absicht mehr von uns verrät als verbirgt!

Im Englischen kennt man den treffenden Ausdruck einer »puton voice«, einer angezogenen, sprich: verkleideten Stimme, wobei »angezogen« auch die Bremswirkung hervorhebt. Eine Stimme also, die durch Hemmungen in ihrem freien Fluß behindert wird. Man findet sie bei gestreßten, unter Druck stehenden Menschen gar nicht selten. Auf andere Weise deutet die Vorstellung einer »worn-out voice«, auf eine psychisch »abgetragene« oder ausgezogene, nackte Person, die sich hilflos ausgeliefert fühlt. Zu allen paßt die pessimistische Äußerung Francisco de Goyas: »Die Welt ist ein Mummenschanz: Gesicht – Kleid – Stimme, alles ist Verstellung.«

Daß Stimmen von Vorgesetzten und Lehrpersonen auf die Sprechweise der Untergebenen Einfluß nehmen, geht aus statistischen Erhebungen in den USA hervor: Durch die überwiegende Besetzung mit Lehrerinnen in den Elementarschulen ist eine höhere Grundfrequenz der Sprechstimme bei den Knaben festgestellt worden.

In Erkenntnis der vielseitigen Bewirkungen durch die Kunst der Rede haben sich schon in der Antike Schülerkreise um prominente Redner geschart. Zu den hervorragendsten Vertretern gehörte Demosthenes, der sich bemühte, die eigenen Aussprachefehler zu verbessern, indem er mit Kieselsteinen im Mund Redestücke hersagte, gegen das Getöse der Meereswellen ansprach und vor einem Spiegel artikulierte. Später, am Ende der Regierungszeit des Kaisers Domitian, lehrte und schrieb Marcus Fabius Quintilian die »ars bene dicendi«, die Kunst, gut, d.h. wirkungsvoll zu reden. Sein Werk fand Verbreitung bis in das Mittelalter hinein. Quintilian postulierte, daß die sog. »Affektlehre der Musik« dem Redner von Nutzen sein könne. Die Rhythmik der Musik sei der Metrik verwandt, auch der Vortragende erzeugt durch Tonhebungen und -senkungen, durch Modulation beim Zuhörer Gefühlsregungen und -ausbrüche. Als Beispiel wird Gaius Gracchus angeführt, der sich vor einer Ansprache von einem Musiker mit kleiner Pfeife die Tonlage vorgeben ließ, um sich auf den richtigen Grundton einzustimmen. Ähnliches wird dem berüchtigten Kaiser Nero nachgesagt, dessen ständiger Begleiter bei seinen Auftritten im römischen Circus ein Stimmlehrer (Phonask) war.

Theophrast, ein Lieblingsschüler Aristoteles', befaßte sich mit der Psychologie der Vortragskunst. Er sah die Aufgabe des guten Redners darin, die eigene Ergriffenheit in das Bewußtsein des Zuhörers hineinzubringen, und er wandte sich gegen die sog. asianische Vortragsmanier, die durch übermäßige Rhythmisierung, stimmlichen Kraftaufwand und Sington zum Theatralischen entartete.

Der römische Senator Cicero, dessen oratorischer Ruhm über die Zeiten reicht, weist in seinem Buch »De oratore« auf die Einheit des Ausdrucksgeschehens hin. »Jede Regung des Gemüts hat von Natur ihren charakteristischen Ausdruck in Miene, Tonfall und Gebärde. Sie bieten sich dem Redner, wie dem Maler seine Farben, zur Abwechslung an.«

Im Mittelalter verfaßte der berühmte Philosoph Michael Scotus ein Handbuch der Physiognomik (Liber physiognomiae), das dem Stauferkaiser Friedrich II. als Anleitung zur Hand gegeben wurde, um die richtigen Berater und Beamten für sich auszusuchen. Habermann, der sich um die historische Erforschung der Stimme verdient gemacht hat, entdeckte darin ein Kapitel über die Stimme, das als ein erster Versuch gewertet werden kann, die Zusammenhänge zwischen Stimme und Charakter aufzuzeigen. Einige Stellen seien daraus zitiert, wenngleich hinzugesetzt werden muß, daß es sich, nach unseren Maßstäben gemessen, um recht zweifelhafte Zuschreibungen handelt: »Wer eine deutliche und im Ton frische Stimme hat, ist ein angemessen vorsichtiger Mann, klug, begabt, (aber) lügnerisch, eitel und leichtgläubig. – Eine zitternde Stimme deutet auf einen starken und eigensinnigen Menschen. – Wessen Stimme allzu laut tönt, oder durch Schnupfen etc. behindert wird, der ist ein eher einfältiger, denn kluger Mann; ein Vielfraß, selbstverliebt, wankelmütig, nicht in Furcht zu versetzen, lügnerisch und leichtgläubig. – Wessen Stimme bei lautem Rufen schlaff klingt, der ist gebrechlich, sanft, geizig und schlau.«

Wenn wir eine Reihe von Voraussetzungen einer zweckmäßigen Stimmführung und in derem Gefolge überzeugenden Redeweise aus der älteren Literatur angeführt haben, die sich im übrigen von neueren Veröffentlichungen auf diesem Gebiet kaum unterscheidet, so entspricht diese Idealvorstellung natürlich nur annähernd dem, was uns im alltäglichen Stimmengewirr und vor den ständigen Lärmkulissen begegnet.

Man findet die Orthophonie, was in der Rhetorik der Orthographie gleichkommt, bestenfalls bei Kunstsprechern. Doch auch für sie gilt letztlich, daß es eine Norm- oder Regelstimme im Grunde gar nicht gibt, bewertbar ist immer nur der Idiolekt, die individuelle Ausdrucksweise.

Es ist schließlich eine Frage der ideologischen Einstellung, ob man, wie von Puristen beklagt, von einem Stimmverfall in unseren Tagen ausgehen soll. Sicher fehlen uns die Stimmenzauberer, die im ersten Drittel unseres Jahrhunderts die Vortragssäle füllten. Als Beispiel sei Ludwig Wüllner genannt oder Karl Kraus oder die Schauspieler, die weniger durch ihre Physiognomie als durch eine unverkennbare Phonognomie in Erinnerung bleiben: Moissi und Kainz. Sie vollbrachten, jeder auf seine Weise, das, was dem großen Akteur aus Napoleonischer Zeit Talma zugeschrieben wird: mit dem Rezitieren aus einem Adreßbuch die Zuhörer zu Tränen gerührt zu haben.

Wie weiter oben bemerkt, ist es schwierig, den Begriff der euphonen (wohltemperierten) Stimme eindeutig zu umschreiben. Wenn der eine für den Belcanto schwärmt, fesselt einen anderen die gequetschte Taschenfaltenstimme Louis Armstrongs. Es gibt rauhe, heisere Stimmen, die sich als Markenzeichen bestens verkaufen. Stimmärzte gehen denn auch in der diagnostischen Wertung, gesund oder krank, von der Leistungsfähigkeit aus. Dies zählt für Stimmträger, die ohne Beschwer in Beruf und Alltag ausdauernd kommunizieren können. Man weiß seit langem, daß eine tragfähige Stimme, die sich situationsgemäß und partnergerecht einzusetzen versteht, bei der Informationsübermittlung mit einem geringeren Energieaufwand auskommt, zum Nutzen ihrer Stabilität und Ausdauer.

Sicher würden wir fehlgehen, die Nuschelstimme Hans Mosers oder den Näselbeiklang bei Theo Lingen als pathologisch einzuschätzen. Oder wen stört der Sigmatismus bei Hannes Messemer, Martin Benrath, Helga Feddersen und anderen, die Zischellaute bei einer bekannten hochbetagten Schauspielerin? Rainer Maria Rilke spricht davon, daß der Mensch, wenn er sich verlautet, zugleich Instrument und dessen Spieler ist. Eben diese doppelte Eigenschaft bietet ihm die Chance, auch auf »verstimmten« Saiten bezaubernde Wirkungen zu erzielen.

Stimme ist eine lauthafte Biographie. Sie erleidet mit uns Verwundungen, Kränkungen, Zurücksetzungen, die ihre Narben im Ausdruck hinterlassen. Davon sind die überragenden Sprechkünstler, Schauspieler, Rezitatoren, die uns mit ihrer Gestaltungsfähigkeit und Stimmächtigkeit anrühren, nicht ausgenommen. Es ist eine sanfte Gewalt, deren leise Töne uns ebenso übermächtigen wie ein lautstarker Ausbruch. Unvergessen für alle, die es noch miterlebt haben, wie sich bei solch einem Wechsel von laut auf leise die massige Gestalt Heinrich Georges ins Grazil-Zerbrechliche zu wandeln schien. Von gleicher Zwingkraft die als »klirrend kluger Hohlklang« beschriebene Stimme der »erotischen Nachtigall« Joana Maria Gorvins. Unvergleichlich die in ihren späteren Jahren nur noch am Telefon abgefangene, auf Tonband aufgenommene und über Lautsprecher abgestrahlte Stimme Marlene Dietrichs, die in ihrer Gebrochenheit und Lässigkeit wie geschaffen schien, so wehmütige Lieder wie »Sag mir, wo die Blumen sind, wo sind sie geblieben?« vorzutragen.

Die Deckungsgleichheit von Stimme und Person kommt nirgends deutlicher zum Ausdruck als bei miserabel synchronisierten Filmen, wo Körper und Klang auseinanderfallen und auch die zuckenden Münder die Leblosigkeit der Gestalten nicht überspielen können. Es ist im übrigen auffallend, wie bei gelungener Übertragung Original- und Synchronsprecher sich einander ähneln.

Die menschliche Stimme hat nicht nur im evolutionären Ablauf Veränderungen erfahren, sie macht auch eine individuell lebensgeschichtliche Entwicklung durch. Es beginnt mit der Schreiatmung des Säuglings und endet mit dem Greisendiskant. Die Stimme der Neugeborenen findet in der Medizin besondere Aufmerksamkeit, weil es mit Hilfe moderner Technik gelingt, pathologische Abarten herauszusondern, die über Entwicklungsanomalien, nervale und myogene Krankheiten Aufschluß geben können. Die analytisch akustische Diagnostik bedarf allerdings großer Erfahrung, da auch bei »Normalität« irreführende Geräuschkomponenten auftreten. Das frühe Schreiverhalten ist ein Indiz für Hunger, Schmerz, Wohlbefinden. Schon bald wandeln sich die primitiven Äußerungen, Lallmonologe werden hörbar, die bereits eine differenziertere Kommunikation gestatten, bis dann die ersten Wörter und Wortkomplexe in Form von Zwei- und Dreiwort-Sätzen gebildet werden. Dieser Prozeß verläuft in enger Bindung zur Bezugsperson, in der Regel der Mutter, so bleibt es nicht aus, daß deren Stimmuster auf das Lautgebaren des Kleinkindes abfärbt. Mit zunehmenden Jahren vergrößert sich der Tonhöhenumfang. Läßt sich im Säuglingsalter ein Grundton von 400 bis 500 Hz aufzeichnen, so erhöht sich beim Schmerzschrei das Obertonspektrum auf 1000 bis 2500 Hz. In der Vorpubertät liegt die Tonhöhenspanne zwischen d und f2. Die entscheidende Veränderung der kindlichen Stimme setzt mit der Geschlechtsreife ein, wobei sich bei den Knaben durch größeres Wachstum des Kehlkopfgerüsts die Stimme merklich vertieft. Die mittlere Sprechstimmlage sinkt um eine Oktave, bei den Mädchen nur um eine Terz. Während des Erwachsenenlebens ist bei Frauen ein allmählicher Abfall der Grundfrequenz von ungefähr 225 Hz im dritten Jahrzehnt auf ca. 195 Hz bei den 80–90jährigen festzustellen. Auch bei Männern geschieht dies bis zur fünften Dekade, danach steigt die Grundfrequenz allmählich. Gar nicht selten bildet eine überhöhte Stimmlage bei älteren Herren einen befremdenden Kontrast zu den ergrauten Haaren.

Älterwerden ist ein biologisches Geschehen, das viele Funktionen und Organe des Körpers betrifft. So kommt es eben auch zu atrophischen Alterationen der Stimmlippen, die Knorpelteile des Larynx verknöchern, die gelenkigen Verbindungen leiten weniger geschmeidig, das Ansatzrohr reagiert starrer, die Atmung wird flacher und verliert ihre federnde Kraft, die zentralnervöse Steuerung verläuft gemächlicher, die Reaktionen treten verzögert ein. Dennoch ist es schwierig, den Begriff »alt« scharf zu umreißen. Die Gerontologen haben uns längst gelehrt, daß chronologisches und biologisches Alter häufig nicht in Einklang stehen. So ist auch das gewöhnliche Absinken der mittleren Sprechstimmlage bei Frauen und das Auftreten des Greisendiskants nicht schicksalhaft. Es gibt Menschen, die auch hochbetagt eine jugendliche Stimmkraft ausstrahlen. Bei Sängern ist es gar nicht ungewöhnlich, daß sie noch über die Siebzig hinaus schwierigere Gesangspartien mit Bravour meistern. Ein geschulter Stimmgebrauch disponiert ohnehin zur Langlebigkeit des Klangorgans.

Diese Erfahrung sollte uns veranlassen, der Stimme vom Kindesalter an die gleiche Beachtung zu schenken wie beispielsweise der Zahnpflege. Vor akustischen Exzessen ist zu warnen, und es ist zu beherzigen, daß eine melodiöse und rhythmische Stimmführung die beste Gewähr für die Gesunderhaltung und Stabilität (firmitudo vocis) dieses einzigartigen, bei Verlust nur schwer ersetzbaren Kommunikationsmittels ist.

Die hygienische Stimmpflege hat eine lange Tradition. Dabei wurden die Stimmübungen bei den alten Griechen nicht allein um ihres spezifischen Zweckes willen betrieben, sie standen im Dienst der allgemeinen Medizin. Schreien, Rufen, Weinen, Lachen wurden verordnet gegen Verdauungsstörungen, Magenleiden, Schnupfen und anderen leichten oder schwereren Erkrankungen. Für die Römer gehörte Stimmtraining ebenso wie Fechten, Reiten, Laufen, Springen zu den gesunderhaltenden sportlichen Betätigungen. Später machte man sich auch Gedanken über die richtige Diät. So warnte der Mainzer Bischof Hrabanus Maurus (um 800) davor, vor anstehenden Predigten Hülsenfrüchte zu essen; in der rechten Annahme, daß ein Blähbauch die Zwerchfellatmung behindert. Und der Göttinger Kantor Daniel Speer wußte zu berichten, daß unreiner Gesang durch hartes Wasser und sauren Wein hervorgerufen wird, wohl davon ausgehend, daß diese Substanzen adstringierend wirken.

Bis in unsere Zeit hinein erstrecken sich solche Empfehlungen. So sollen Früchte mit harten Schalen die Kehle austrocknen, Knoblauch stimmglättend wirken, Essig den Tönen Kraft und Helligkeit verleihen und Salbei Lockerheit vermitteln. Wie wir auch zu diesen oft obskuren Vorschlägen stehen mögen, es kann nicht geleugnet werden, daß – ähnlich wie in der Medizin das Plazebo, ein Mittel ohne echten Wirkstoff – die vorsorgliche Einnahme von rohen

Eiern, Tragantschleim, Glyzerin u.a. (Schiller hat in seinem Schreibtisch als kreatives Lockmittel stets ein Stück getrockneten Apfels aufbewahrt) bei Rednern und Sängern stimmpotenzierende Wirkung zeigen kann.

Nüchterner und letztlich praktikabler klingt das, was uns der Romantiker Novalis zum Thema Stimmhygiene zu sagen hat: »Um die Stimme wirklich zu bilden, muß der Mensch gleichsam mehrere Stimmen sich anbilden – dadurch wird sein Organ substantieller...«, womit er wohl bedeuten will, daß die Stimme geschmeidig den Gegebenheiten anzupassen sei, ohne ihren inneren, der individuellen Wahrhaftigkeit verpflichteten Kern einzubüßen, und er fährt fort: »Man muß einfach lernen, mit seiner Stimme und seinem Stile zu ökonomisieren, zu proportionieren und zu nuancieren.«

Die Singstimme

Wandelt sich rasch auch die Welt
wie Wolkengestalten
alles Vollendete fällt
heim zum Uralten

Über dem Wandel und Gang
weiter und freier
währt noch dein Vor-Gesang
Gott mit der Leier.

Rainer Maria Rilke

Der Dichter der »Sonette an Orpheus« fand viele Metaphern für den Zauber und die Faszination der Singstimme: »Und wo eben kaum eine Hütte war – da schufst du ihnen Tempel im Gehör«; »Gesang ist Dasein«; »Ein für alle Male ist's Orpheus, wenn es singt!«

Die Bilder künden vom mythischen Ursprung des Gesanges, wie er zu allen Zeiten die Herzen der Menschen angerührt und aufgeschlossen hat. Hoffnungen mögen sich nicht erfüllen, Gaben verloren gehen – der Mensch kann und muß vieles ertragen – ohne den Beistand des Liedes aber gäbe es keine echte Trauer, keine helle Freude, stürbe die Liebe zum Höchsten und zum Nächsten, wären Vertrauen und Hingabe ohne Wärme und die Einsamkeit unerträglich. Gesang versöhnt uns, macht uns frei, schenkt uns Mut zum Überstehen.

Es sollte nicht überraschen, daß auch Stimmbildner bei ihrer Arbeit mit Sängern und Sängerinnen gern bildhafte Vorstellungen heranziehen. Denn Singen ist nicht ein beliebiges Kompositum physiologischer Funktionen oder die Summe einfacher mechanischer Abläufe, sondern ein unteilbares Ganzes, eine Gestalt mit vielen tönenden Facetten. Und fühlen wir uns in Augenblicken vollendeten Kunstgesanges nicht geradezu moralisch mit Worten des oben zitierten großen Lyrikers angesprochen: »Du mußt dein Leben ändern!« Dieser panegyrische Vorspann entspringt nicht verklärtem Überschwang, es ist die Würdigung der höchsten Entwicklungsstufe, die die menschliche Stimme erklommen hat.

Der bedeutende japanische Phoniater Minora Hirano erklärt den klanglichen Reichtum der Singstimme mit sechs Eigenschaften, die er aufgrund seiner Forschungsrichtung in erster Linie in der Struktur der Stimmfalten und ihrer Anpassungsfähigkeit an die laryngealen Muskelaktionen sieht: Die Stimmlippen haben einen einzigartigen Gewebsaufbau zur Bewältigung spezifischer Aufgaben; sie folgen den feinsten, von den fünf hauptsächlichen Kehlkopfmuskeln ausgeführten Veränderungen, was ihnen den Wirkungsgrad vieler verschiedener Schallgeneratoren verleiht; alle ihre Bewegungsformen werden präzise und streng vom Zentralen Nervensystem kontrolliert; auch das Atemverhalten unterliegt dieser Kontrolle; gleichermaßen die Formenwandlung der Resonanzräume; schließlich werden die Interaktionen zwischen Schallquelle und Resonator von der Zentrale überwacht.

Hirano unterstreicht den Unterschied zwischen der Fünf-Schichten-Struktur der Stimmfalten und den Saiten bestimmter Musikinstrumente. Der sog. Reinke-Raum, die lockere Verschiebeschicht zwischen der Oberflächenbedeckung und den tiefer gelegenen Gewebsanteilen einschließlich Muskulatur, wird als die kritische Zone angesehen. Wenn hier das lose zusammengefügte Bindegewebe versteift, dann kann die Stimme ihren professionellen Klang verlieren. Der japanische Forscher verschweigt nicht, daß es wegen technischer Unzulänglichkeiten bisher keine schlüssigen Untersuchungsergebnisse über den Anteil der oberhalb der Stimmritze gelegenen Strukturen beim Singvorgang gibt. Er schätzt ihn als nicht gering ein und bedauert es, daß auf diesem Feld die Wissenschaft der Kunst hinterherhinkt.

Man hat heftig darüber diskutiert, was das Singen vom Sprechen unterscheidet. Vordergründig betrachtet werden bei beiden Äußerungsformen die gleichen Organe eingesetzt, laufen dieselben physiologischen Vorgänge ab. Es besteht keine grundsätzliche Differenz. Was graduell abgrenzt, sind die relativ gleichmäßigen, wenig ausgleitenden Grundtonbewegungen beim Sprechen, wo keine bestimmten Tonstufen oder Tonhöhen vorgeschrieben sind, dagegen beim Singen weiterausholende Tonsprünge auftreten. Wenn man spricht, variiert die Tonhöhe in einer Spanne von sechs bis acht Noten, drei über bzw. unter der sog. Indifferenzlage (mittlere Sprechstimmlage). Der geschulte Sänger umspannt zwei bis zweieinhalb Oktaven, der untrainierte eine bis anderthalb. Auch erlebt der Sänger die Atemkontrolle, den Stützvorgang, intensiver. Seine körperliche und psychische Belastung ist höher, weil er die Töne länger durchhalten muß und oft an der oberen Grenze des Stimmumfangs verharrt. Das Singen erfordert gedehnte Vokale, die als Melodieträger fungieren und deren Dauer das Zehnfache der Sprechstimmvokale beträgt. Die apparative akustische Analyse bestätigte die Inkongruenz im Spektrum gesprochener bzw. gesungener Vokale. Wichtigstes Unterscheidungsmerkmal ist die vom zentralen Nervensystem ausgehende Steuerung, die im Gegensatz zur Umgangssprache beim Gesang weitgehend bewußt erfolgt.

Wichtige Diskussionsbeiträge zur Unterscheidung von Sing- und Sprechstimme lieferte Johan Sundberg. Für ihn sind die Atemgewohnheiten des Sängers spezifischer Natur. Beim Sprechen verbleiben Lautstärke und Tonhöhe in Abhängigkeit vom subglottischen Druck miteinander gekoppelt, d.h. bei verstärktem Druck wird der Ton nach oben getrieben. Während des Singens dagegen verlangt jede Note einen eigenen partikularen Druck. Tonhöhe und Lautstärke rangieren unabhängig voneinander. Ein Crescendo auf einzelne Noten sollte die Tonhöhe daher nicht nach oben gleiten lassen.

Vor allem aber ist für das Singen der sog. »Sängerformant« zwischen 2300 und 3200 Hz für alle Vokallaute bedeutsam. Er trägt zur Klarheit und Projektionsfähigkeit der Stimme bei und gestattet Differenzierungen im Timbre. Die erstaunliche Tatsache, daß es trainierten Stimmen gelingt, über das Orchester hinweg hörbar zu bleiben, ist auf diese Schallenergiespitze zurückzuführen. Bewerkstelligt wird dies durch die Tiefstellung des Kehlkopfes, was den oberhalb der Stimmritze angelagerten Luftraum, das Ansatzrohr, erweitert. Präzisere Bestimmungen legten den Sängerformanten bei Bässen bei 2 400 Hz fest, bei Baritons um 2 600 Hz, bei Tenören um 2 800 Hz, bei Mezzosopranos um 2 900 Hz und beim hohen Sopran um 3 200 Hz. Während der Sängerformant bei den genannten Kategorien ein wesentlicher akustischer Beitrag der abendländischen Opernsänger ist, scheint er bei Sopranstimmen und Nichtsängern ohne Belang.

Wesentlich für die Charakteristik sowohl der Sprech- als auch der Singstimme sind drei weitere Resonanzfrequenzen: Der erste Formant, der bei Männern seine Intensität zwischen 200 und 800 Hz hat, ist das Ergebnis der Unterkieferaktivität, die den Vokaltrakt im vordersten Bereich erweitert; für den zweiten Formanten, der zwischen 500 und 2 500 Hz rangiert, ist die formbare Zunge verantwortlich; für den dritten Formanten, zwischen 1600 und 3 500 Hz gelegen, die raumteilende Bewegung der Zungenspitze. Festzuhalten bleibt, daß die niedrigeren Formanten die Vokalqualität bestimmen, die höheren die persönliche Stimmfärbung. Sundberg, dem wir die profunden Erkenntnisse auf diesem Gebiet verdanken, betont aber, daß die Quelle des primären Stimmschalls, die von den Lungen her angeblasenen vibrierenden Stimmlippen, für die Stimmqualität von gleicher Bedeutung sind wie die Formantenreihe.

Der Gesangsfunktion näher stehen Kunstsprecher, Rezitatoren, Schauspieler, die ihre Stimmen gezielter einzusetzen verstehen. Gemeinsam ist schließlich beiden Stimmformen, daß sie einen Schlüssel zum Selbstbild des Klangproduzenten liefern, eine Aussage über den aktuellen Gemütszustand machen, einen Gesundheitsreport geben und die Einflüsse offenlegen, wie sie ihnen stetig aus dem Umfeld zugeleitet werden. Der Sänger reagiert auf diese ihm zufließenden Einwirkungen sensibler, ist ihren schädlichen Anteilen gegenüber stärker gefährdet. Was den geschulten Sprecher und Sänger im Gegensatz zur »Normalstimme« auszeichnet, ist nicht nur das überlegene technische Vermögen und die erhöhte Ansprechbarkeit auf innere und äußere Reize – es ist die hochentwickelte Fähigkeit der emotionalen Interpretation, die sich bei entsprechender Begabung kreativ in Vers und Lied niederschlägt.

Um den Sänger von seiner Anlage und seinem Typ her nicht zu überfordern, das Stimmaterial nicht zu zerstören, hat man seit langem eine Klassifizierung in Stimmlagen oder -gattungen vorgenommen. Man trennt die höheren von den tieferen Stimmen je nach Geschlecht in Sopran, Mezzosopran, Alt und Tenor, Bariton, Baß. Obwohl sich eine strenge Einteilung infolge fließender Übergänge verbietet, haben sich diese Differenzierungen auch in der Moderne, wo doch weniger Typen als Individuen erwünscht sind, in der sängerischen Praxis als grober Raster bewährt. Versuche, die Stimmlippenlänge, den Stimmumfang oder die Registergrenzen als Trennungskriterien heranzuziehen, gaben keine verläßliche Auskunft. So läßt sich auch hier die These bestätigen, daß die Stimmfähigkeit nicht durch einzelne Körperteile oder Organe definiert werden kann. Auch bei der Festlegung der Stimmgattung muß man den Stimm*träger* im Auge und im Ohr haben, um sein Leistungsvermögen richtig einordnen zu können.

Zu den bis heute nicht zufriedenstellend abgeklärten Fragen in der Gesangspädagogik zählt das Registerproblem. Gewöhnlich versteht man darunter nach einer klassischen Definition von Nadoleczny (1923): »... eine Reihe von aufeinander folgenden gleichartigen Stimmklängen, die das musikalisch geübte Ohr von einer anderen sich daran anschließenden Reihe ebenfalls unter sich gleichartiger Klänge an bestimmten Stellen abgrenzen kann. Ihr gleichartiger Klang ist durch ein bestimmtes konstantes Verhalten der Obertöne bedingt. Diesen Tonreihen entsprechen an Kopf, Hals und Brust bestimmte objektiv und subjektiv wahrnehmbare Vibrationsbezirke. Die Stellung des Kehlkopfes ändert sich beim Übergang von einer solchen Tonreihe zur anderen beim Natursänger stärker als beim Kunstsänger. Die Register sind hervorgerufen durch einen bestimmten ihnen zugehörigen Mechanismus der Tonerzeugung (Stimmlippenschwingung, Stimmritzenform, Luftverbrauch), der jedoch einen allmählichen Übergang von einem ins angrenzende Register zuläßt.«

Hirano vertritt die Ansicht, daß die Stimmregister vorrangig vom Wechselspiel der Aktivitäten des Stimmlippen- sowie des Ring-Schildknorpelmuskels reguliert werden. Wenn dieses ausgewogene Verhältnis abrupt geändert wird, kommt es zu einem hörbaren Registerbruch.

Man unterscheidet gemeinhin ein Brustregister von einem Kopfregister. Als Unterscheidungsmerkmal dient neben den örtlich auftretenden Vibrationsempfindungen die Form der Stimmlippen und ihr Bewegungsverhalten. Beim Brustregister erscheinen sie bei der Kehlkopfspiegelung wulstig, in voller Breite schwingend und dicht schließend. Man spricht deshalb auch vom Volltonregister. Schmal ausgeformte, nur an den Rändern schwingende Stimmfalten und ein ungenügender Stimmschluß zeigt sich bei der Kopfstimme. Amerikanische Stimmexperten vereinigen in ihrer Nomenklatur die beiden genannten Register, denen mitunter ein drittes, das Mittelregister (Mischstimme), zugesellt wird, zu einem Modalregister und stellen dagegen ein Pulse-Register, das die tiefsten erreichbaren Töne umfaßt (25–80 Hz bei Männern, 20–45 Hz bei Frauen). Man kennt es unter der musikalischen Bezeichnung als »Strohbaß«, dem das Falsett und das Pfeifregister als höchste Tonlagen gegenüberstehen. Das Pulse-Register läuft am Kehlkopf mit nahezu völliger Spannungslosigkeit der Stimmlippen ab, ganz im Gegensatz zum Falsett, wo eine starke Spannung vorherrscht.

Spannung ist auch das Stichwort für einen weiteren wichtigen Faktor in der Gesangstechnik: die Haltung (Tonus). Der Eutonus, die spannungsausgeglichene Haltung, ist die Voraussetzung für eine leistungsfähige Atmung. Und selbstverständlich inspiriert der seelische Zustand die Haltung. Depressive Stimmungslagen tendieren zur Schlaffheit, während erboste Gemüter zur Überspannung neigen. Beim Sänger ist eine eingependelte Körperbalance für die Tonqualität unumgänglich. Und dies, wenn man an neuzeitliche Opernaufführungen denkt, durchaus in Extrempositionen. Von besonderer Bedeutung ist dabei die Kopfhaltung, weil von dort aus die gesamten posturalen (haltungsbedingenden) Reflexbahnen den Körper durchlaufen. Man denke an darstellerische Leistungen, wo aus der Handlung heraus sich beim Schreiten, Springen, Hüpfen,

Liegen oder sogar Stürzen der Winkel zwischen Kopf und Nacken ständig verändert und damit alle Gliedmaßen des Körpers von mehr oder weniger Impulsenergie abhängig sind. Aus gutem Grund bevorzugen Stimmpädagogen bei der Arbeit mit Sängern körperliche Ganzheitsverfahren wie etwa die Alexander-Technik oder das Feldenkrais-Verfahren. Schließlich zielt auch die von Tomatis entwickelte Methode über Hörverbesserung, wobei das Gehör als ein Ursinn, eine Art Urhirn angesehen wird, auf eine Korrektur der Körperhaltung und damit Stimmkräftigung.

»Regulierte Spannung« ist ein Synonym für den sog. Stützvorgang (Appoggio), was bewußtem Verharren in der Einatmungsposition bei verlängertem Ausatmen gleichkommt. Über diese sängerische Arbeitshaltung ist viel geschrieben worden: Kluges und manches Falsche, wo das anschauliche Wort »Stütze« in die stimmgefährdende Nähe eines »Stauprinzips« geriet.

Just an dieser Stelle sei uns ein gedanklicher Abstecher gestattet. Da bei einem so komplizierten Vorgang wie dem Singen als Kunstform physiologische Erklärungen oft nicht ausreichen oder noch nicht verifiziert werden können und quasiobjektive akustotechnische Analysen dem Sänger keine praktische Handhabe geben, kann es nicht ausbleiben, daß Gesangspädagogen und -schulen, von denen es eine Vielzahl gibt, bei ihren Bemühungen, das anvertraute Stimmorgan voll zur Entfaltung zu bringen, auf Bilder und anschauliche Vorstellungen zurückgreifen; es wurde weiter oben schon darauf hingewiesen. Da oft nicht leicht zu unterscheiden ist, ob es sich um nachvollziehbare, wissenschaftlich vertretbare, plastische Bildvorstellungen oder abstruse Verstiegenheiten handelt, liegt es in der Verantwortung des Stimmbildners, die Mitte zwischen gesicherter Kenntnis und phantasieanregender Metapher zu finden. Ohnehin vertraut der Sänger aus seiner künstlerischen Substanz heraus eher dem poetisch Metaphorischen als dem technisch Abstrakten. Doch sollte in Erinnerung gerufen werden, daß der bedeutende Gesangslehrer und Erfinder des Kehlkopfspiegels Manuel Garcia bereits 1847 erklärt hatte: »Damit ein Sänger die von der Materie her bedingten Schwierigkeiten seiner Kunst beherrschen lernt, benötigt er eine gründliche Kenntnis all der verschiedenen Teile des Stimmapparates, um ihre Aktionen den Zwecken gemäß kombinieren zu können.«

Auch in der Diskussion über das sog. offene oder gedeckte Singen vermischen sich ungewisse mit begründeten Meinungen. Beide Begriffe haben eine längere Geschichte, die hier nicht zur Erörterung steht. Man versteht unter »Decken« die Abdunklung der Vokale in höherer Tonlage. Dies möchte einer schrillen Klangfarbe vorbeugen und die Register ausgleichen. Physiologisch kommt es dabei zu einer Vergrößerung des Resonanzraumes. Der Kehlkopf wird tiefgestellt und die Epiglottis, der Kehldeckel, aufgerichtet. Bewirkt wird dies vor allem durch die Entspannung der supralaryngealen Muskulatur, in geringerem Maße durch die Kontraktion der tiefer gelegenen Halsmuskeln. Diese Tiefenverschiebung des Kehlkopfes ist eine Schlüsselbewegung für eine leistungs- und tragfähige Stimme.

Es ist nicht die Aufgabe dieses einführenden, viele Aspekte zusammenstellenden Werkes, die Gesangskunst enzyklopädisch zu erfassen. Vielmehr liegt uns daran, für alle diejenigen, die diesem Gebiet fremd, aber interessiert gegenüberstehen, einige Fragen und Probleme anzureißen, zu erläutern und womöglich zu klären. Diesen Abschnitt abschließend, seien noch ein paar Randnotizen angefügt.

Das Vibrato einer Stimme erklärt sich als diskrete Tonhöhenschwankungen, kombiniert mit einem minimalen Intensitätswechsel. Es ist nicht mit dem Timbre gleichzusetzen. Letzteres ist weitgehend vom individuellen anatomischen Bauplan abhängig, während das Vibrato durchaus ausbildungsfähig ist. Häufigere feine Veränderungen im Stimmklang nennt man Tremolo, als »Zitterton« unüberhörbar.

Wie schon bei der Sprechstimme klargestellt, ist auch für die Singstimmqualität das nervale Kontrollsystem von ausschlaggebender Bedeutung. Wyke (1975) hat dazu einen dreistufigen Einstellungsmechanismus beschrieben. Zunächst kommt es zu einem willkürlichen (willentlichen) Einstimmen, ausgeführt von der Kehlkopf-, Zwischenrippen- und Bauchmuskulatur. Eine reflektorische Modulation dieses Vorganges erfolgt mittels auf Empfang gestellter Nervenendigungen im Larynxbereich. Als dritte Kontrollinstanz fungiert der audiophonatorische Regelkreis über das Gehör. Das auditive Feedback ist für den Sänger im Zuge der Eigenüberwachung von erstrangiger Bedeutung, es wird unterstützt durch das abtastende Klanggefühl im Vokaltrakt und das Vibrationsempfinden an den Schädelknochen. Dieser kinästhetische Sinn erlaubt es dem geschulten Sänger, auch bei gedämpfter Hörkontrolle zu singen.

Der Sänger Horst Günter hat auf den zentralen Impulsgeber im Großhirn wiederholt hingewiesen und klargestellt, daß neben dem physiologischen ein psychologischer Vorgang beim Singen abläuft. Steht bei dem einen vor der Tongebung die korrekte Haltung, die Aktivität des Zwerchfells, die Straffheit der Bauchmuskulatur sowie die adäquaten Positionen von Larynx und Zunge im Vordergrund, so ist es bei dem anderen die gedankliche, gemütsbefrachtete Einstellung. In einem Interview brachte es Luciano Pavarotti auf den Punkt: »Ehe ich einen Ton singe, muß ich ihn gedacht haben.«

Frank, der sich intensiv mit dem inneren Sprechen und Singen befaßt hat, fordert vom vortragenden Sprecher oder Sänger, sich der Psychologie zu bedienen, was meint, die darstellungsgemäße intentionale Einstimmung zum Auditorium zu finden. Voraussetzungen dafür sind: ein gutes musikalisches Gedächtnis und ein empfindsames Gehör. Stummes oder mentales Singen zählt für nicht wenige Künstler zum täglichen Übungsprogramm. Sie berichten übereinstimmend, daß es ihren öffentlichen Auftritten Kraft und Sicherheit verleiht.

Es würde zu weit führen, auf stimmliche Sonderformen näher einzugehen. Dazu rechnen das weltweit verbreitete Jodeln, von Stimmärzten als eine hygienische Singart geschätzt, und die Bauchrednerstimme, die nicht, wie die Bezeichnung vorgibt, aus der Tiefe des Leibes kommt, sondern bei extrem verengtem Ansatzrohr durch gewöhnliche Stimmlippenschwingungen erzeugt wird. Bei dem an Verbreitung zunehmendem sog. Obertonsingen wird der Eindruck der Zweistimmigkeit durch Grundton und verstärktem Oberton erweckt. Klingholz, der dies eingehend untersucht hat, konnte feststellen, daß der Obertonsänger den Pharynx einschnürt und die Muskulatur im oralen Bereich anspannt, wodurch die Dämpfung des glottalen Schwingungsmechanismus erhöht und die des Vokaltrakts reduziert wird.

Im Verlauf ihrer Geschichte hat die Gesangskunst viele Wandlungen durchgemacht. Vom göttlichen Sänger Orpheus, dem Sohn des Apolls und der Muse Kalliope, der durch sein Können die wilden Tiere, ja Bäume und Steine zur Rührung brachte und der später von thrakischen Frauen zerrissen wurde, wohl weil sie seine sinnlichen Betörungen mißverstanden – von diesem Urvater des Gesanges bis hin zum Seufzerklang, Stöhnstakkato und heiserem Schreien der Rock- und Popsänger ist es ein weiter Weg, dem Abwege nicht erspart blieben. Die Anfänge bleiben im Dunkeln, doch ist anzunehmen, daß schon früh die gesteigerte Rede in den Singsang der Rituale mündete, geboren aus Rhythmus, Freude und Trauer, wie es auch noch in unseren Tagen im gesanglichen Vortrag zur Wirkung kommt.

Ein erster Höhepunkt waren die Aufführungen der griechischen Tragödien und Komödien, wo die begleitenden Schicksalssprüche der Chöre in monotone Melodien hinüberleiteten. Kultische Gesänge begleiteten die Ausbreitung des Christentums. Der liturgische Gregorianische Gesang der lateinisch-römischen Kirche, dessen Ursprünge im Bereich der Mittelmeerkulturen zu suchen sind, entwickelte sich aus der frühchristlichen Musik, bei der sich Elemente aus dem Synogalgesang mit heidnisch antiker Instrumentalmusik mischen. In dieser Frühzeit entstand auch der Gesang der Psalmen in chorischer Einstimmigkeit als Zeichen christlicher communio. Die byzantinische Ostkirche pflegte den Originalcharakter des nahöstlichen Singens weit länger als das abendländische Christentum; man erkennt es wieder im Gesang der slawischen Völker.

Die Ausbildung des Kunstgesanges geht mit dem Entstehen der Oper einher, die um 1600 mit Monteverdis »Orfeo« ihren Einzug hält. Es ist bemerkenswert, daß zeitgleich die erste umfassende Monographie über die Stimme erschien, Casserius' »Das laryngeale Stimmorgan«, die kluge Gedanken über den Vorgang des Sprechens mit eindrucksvollen morphologischen Beschreibungen vereint. Wenig später schuf Händel (1685–1759) sein Oratorienwerk.

Beide musikalischen Ereignisse förderten ungemein das Interesse am Singen und am Sänger.

Die Anordnung des Apostels Paulus in seinem Ersten Brief an die Korinther (14,34): »Die Frauen sollen in der Gemeinde schweigen, es soll ihnen nicht zugelassen werden, daß sie reden« – führte im Mittelalter dazu, daß kastrierte Knaben den Gesangspart in den Kirchen übernahmen. Weit früher schon erfüllten Eunuchen diese Aufgabe, die ihren Weg von Byzanz nach Rom fanden. Eine Zeitlang waren daran noch Fistulanten oder Falsettisten beteiligt, die bei regelrecht ausgewachsenem Kehlkopf par force die hohen Stimmlagen erzwangen. Mit der Kastratenstimme, bei der ein kindlich verbliebener Kehlkopf mit einem vollausgebildeten Ansatzrohr und einer männlichen Atemkapazität gekoppelt war, konnten außerordentliche Stimmhöhen erreicht und lange Passagen auf einem Atemstrom ausgehalten werden. Farinelli (1705–1782), dem wohl berühmtesten Kastraten aller Zeiten, sagt man nach, daß er auf dem hohen C volle zwei Minuten ausharren konnte.

Habermann zitiert den gelehrten Jesuiten Arteaga, einen Zeitgenossen Farinellis, der über diesen schrieb: »Keiner hat in unserer Zeit so vortreffliche starke und zugleich biegsame Töne von der Natur erhalten, keiner eine so wohlklingende und so umfangreiche Stimme als er... Eine vollkommen reine Intonation, eine außerordentliche Leichtigkeit, eine unerhörte Fertigkeit in den Trillern, Mäßigkeit und Annehmlichkeit in den Verzierungen, eine gleiche Vortrefflichkeit im leichten und im pathetischen Styl, eine über alles genaue Gradation in der allmählichen Verstärkung und Verminderung der Stimme, so wie es die Empfindung erforderte, dies sind die bewunderungswürdigsten Vorzüge, die ihm allgemein zugestanden wurden.«

Zeitgenössisch wurde aber in Karikaturen das Gehabe der Opernsänger, insbesondere das der Kastraten, auch verspottet. Man zeichnete deren typische Überlänge im Körperbau mit den unproportional aufgesetzten kleinen Köpfen. Auf einer Darstellung des Kastratensängers Antonio Bernacchi übersteigen dessen endlose Trillerpassagen den Campanile von San Marco, gerade so wie wir sie als Spruchbänder der Comics kennen.

Der ungewöhnliche, in Engelssphären erhobene Klang der Kastratenstimmen rief beim damaligen Publikum Begeisterungsstürme hervor, immer wieder brach es in den Ruf aus: »Evviva il coltello!« (Es lebe das Messerchen). Der Schweizer Stimmarzt Luchsinger meint dazu, daß sich im Barock und in der Folgezeit das Stimmideal auf die hohen Stimmen konzentrierte und damit eine stimmliche Abstraktion erreicht wurde, wie sie die Rollen der Barockopern forderten, in denen Götter und Halbgötter agierten, zugleich wurden hermaphroditische Wunschträume wachgerufen. Schließlich entartete der Kastratengesang zum reinen Virtuosentum, aus dem sich die Kunstform Oper erst im 19. Jahrhundert zu befreien wußte, als nämlich die weiblichen Hosenrollen (Paradebeispiel: Oktavian im »Rosenkavalier«) von Frauen besetzt wurden. Immerhin sang noch 1914 der letzte päpstliche Kastrat, Alessandro Moreschi, in der Sixtinischen Kapelle.

Es ist das Verdienst eines Sängers und Gesangspädagogen, die Physiologie des Singens aus reiner Anschauung verständlicher gemacht zu haben, und das im wahrsten Sinne des Wortes. Dieser Manuel Garcia, ein in England lebender Spanier, kam um die Mitte des vorigen Jahrhunderts während eines Spaziergangs an einem sonnigen Tag auf den Gedanken, Licht in das Innere des Kehlkopfs zu werfen, um so die Bewegungsabläufe studieren zu können. Er verwendete bei dieser Eigenbetrachtung einen gebräuchlichen Zahnarztspiegel, der die Sonnenstrahlen in das Schlundinnere hineinreflektierte. Diese grandiose Idee brachte ihm nicht nur die Anerkennung der Royal Society in London, sie gab den Anstoß für eine intensive wissenschaftliche Stimmforschung und war die Geburtsstunde der Laryngologie, die sich bald darauf vom Mutterfach Innere Medizin abtrennte.

In der Gegenwart bietet sich eine Vielzahl – sollte man nicht meinen: Überzahl? – von Gesangsschulen und -pädagogen an, von denen jede und jeder (wie könnte man es auf künstlerischem Gebiet anders erwarten!) für sich in Anspruch nimmt, die alleinseligmachende Methode zu besitzen. Nicht wenige trauern, auch das gehört zur menschlichen Psyche, vergangenen Zeiten nach, wo angeblich der reine Wohlklang die Welt erfüllte. Bei nüchternem Nachdenken sollten wir es mit dem Historiker Ranke halten: »Jede Epoche steht unmittelbar zu Gott.« Was besagt, daß wir in unserem Urteil, damit es nicht zu einem Vorurteil wird, vom heutigen Klangverständnis ausgehen müssen. Es ist nun einmal so, daß neben der schönen Stimme, die ihre kleinere, aber unentwegte Anhängerschaft keineswegs verloren hat, ein kreischendes, hämmerndes, mit Kieksen, Ächzen und Stöhnen durchmengtes Stimmwirrwar die Masse Publikum in die Arenen und Stadien lockt. »... alles wird abgehackt, abgewürgt. Geräusche, Harmonien und die menschliche Stimme als Perkussionsinstrumente: Klangspiegel einer elektrisierten Gesellschaft,« notierte ein Musikkritiker über den Auftritt eines umschwärmten Rock-Stars. Jede Zeit findet ihren spezifischen Klangausdruck. Und wie bereits bei der Sprechstimme festgestellt, ist die Frage der Euphonie, das was man als eine »schöne« Stimme empfindet, immer nur aus dem Zeitgeist heraus zu beantworten. Daß sie heutzutage rauher, lauter, röchelnder, kurzatmiger daherkommt, mag zu einem Teil unsere gegenwärtige conditio humana reflektieren, zum anderen ist es die aggressive Expressivität von unentbehrlich gewordenen technischen Apparaturen, denen es gelingt, Töne wie unter der Folter gequetscht herauszupressen und Stimmen elektronisch verzerrt über mehrere Oktaven hochzutreiben. Da hat man oft den Eindruck, daß der Sänger oder die Sängerin der eigenen verstörten Seelenlage durch »Schreitherapie« beizukommen sucht.

Dennoch ist einzuräumen, daß es scheinbar »angekränkelte« Stimmen gibt, die beim Zuhören beileibe kein Kratzgefühl im Hals auslösen und auch nicht den Stimmarzt auf den Plan rufen, von denen im Gegenteil eine Faszination ausgeht, ein Berühren eigener Befindlichkeiten, vergleichbar etwa den Geräuschplastiken eines Jean Tinguely. Fügen wir an dieser Stelle ein nüchternes und zugleich versöhnliches Urteil von Richard Wagner über die Schauspielerin Wilhelmine Schröder-Devrient in der Titelrolle des Fidelio ein: »Nein, sie hatte gar keine ›Stimme‹, aber sie wußte so schön mit ihrem Atem umzugehen und eine wahrhaft weibliche Seele durch ihn wundervoll tönend ausströmen zu lassen, daß man dabei weder an Singen noch an Stimme dachte.«

Das Zitat legt offen, wie schwierig es ist, das Wesen dessen, was uns, von der Luft befördert, zugetragen wird und was dank moderner Technik sogar im hohen Grade original konserviert werden kann, mit Worten zu beschreiben. Wie bei allen künstlerischen Phänomenen müssen wir vor einem Rest von Geheimnis verstummen. So bleiben äußerliche Merkmale von untergeordneter Bedeutung, auch wenn sie immer wieder einmal vorgebracht und sogar statistisch belegt werden, wie beispielsweise die folgenden, humoristisch zu wertenden Eigenschaftsbestimmungen: Sopranistinnen sind untersetzt, übergewichtig, launisch und unzuverlässig, Altistinnen dagegen ausgeglichen, hochgewachsen und lebhaft; Tenöre schätzt man als stämmig, stiernackig, arrogant und eingebildet ein, während Bassisten von hoher Körperstatur, sexy und ehrgeizig sind; – und diese Konstitutions- und Charaktermixturen glaubt man mit der unterschiedlichen Zusammensetzung des Hormonhaushalts in Verbindung bringen zu können.

Anekdotisch sei ergänzt, daß Sänger mit hoher Stimme eher Lampenfieber haben, Formschwankungen bei ihren Auftritten unterliegen und eher voreingenommen sind als die Kollegen im tieferen Stimmbereich. Tenöre sollen stärker als Bassisten und Baritone dazu neigen, den Einsatz zu verpassen und ihre Talente für unterbewertet zu halten. Sänger in tieferen Stimmlagen ähneln mehr »Mannsbildern« als die Vertreter des höheren Stimmfeldes, die ihrerseits als gefühlsbetonter, schwieriger, weniger verläßlich und eingebildeter gelten.

Wohlgemerkt, man möchte sich für diese Festschreibung eines englischen Halsarztes nicht verbürgen, aber sie geben wohl populäre Ansichten über die Sängertypen preis. All diese mutmaßlichen Einschätzungen, statistischen Erhebungen oder akustischen Analysen vermögen das nicht aufzuspüren, was man als das »Herz einer Stimme« bezeichnen möchte und auf dessen Pochen hin sich die Türen unserer inneren Kammern öffnen. Denn immer noch gilt cum grano salis, was vor Jahrzehnten der Sprachforscher und Psychologe Karl Bühler aussprach: »Im Laboratorium bleibt die Stimme schwindsüchtig.«

Die Grenze zwischen gesund und krank ist unscharf. Das gilt –

im Kapitel über die gestörte Stimme wird darauf näher eingegangen – in erhöhtem Maße für die Schwäche der Singstimme, wo infolge der Feinnervigkeit des Sängers psychologische Faktoren erschwerend hinzutreten. In diesem Beruf werden Hochleistungen verlangt, dies oft täglich, und, was besonders ins Gewicht fällt, nicht selten an verschiedenen, mitunter weit entfernten Orten. Das häufige Unterwegssein, zeitverkürzende und damit den Streß vermehrende Flugreisen mit einbegriffen, stellt mit Sicherheit eine sowohl leibliche als auch psychische Gefährdung dar.

Wie könnte es also verwundern, daß vorsorglich magisch wirksame Heil- und Hilfsmittel absonderlichster Art und Zusammensetzung Streß und Lampenfieber abwenden helfen sollen. So pflegte sich Caruso nach den Angaben seiner Frau vor den Auftritten folgendermaßen zu verhalten: »Wenn er seine Zigarette aufgeraucht hatte, ging er zum Waschbecken, nahm einen großen Schluck Salzwasser, das er in die Lunge einatmete oder einzuatmen schien, dann ausspie, ehe er erstickte. Mario, sein Diener, hielt ihm eine Dose mit schwedischem Schnupftabak hin, davon nahm er eine Prise, um seine Nüstern zu klären. Dann trank er ein Weinglas voll Whisky, danach ein Glas Sprudel, und zuletzt aß er ein Viertel eines Apfels. In die beiden Taschen, die in jedes Kostüm genau griffbereit eingearbeitet waren, schob er zwei Flaschen mit warmem Salzwasser für den Fall, daß er sich auf der Bühne den Rachen spülen müßte. Wenn das alles getan war, gab ihm Mario seinen Talisman: ein gewundenes Korallenhorn, Heiligenmedaillen und alte Münzen, alles miteinander an einem dicken goldenen Kettchen aufgereiht. Im letzten Augenblick vor dem Auftritt rief er seine tote Mutter an; der Gedanke an sie gab ihm Mut.«

Man mag über diese recht umständliche Prozedur lächeln, sie führt uns zu den weiter oben mitgeteilten Gedanken zurück, daß es wohl nützlich sein kann, physiologische und schallanalytische Daten über die Gesangstechnik zu sammeln, daß wir mit solchen gewonnenen Einsichten aber nur den Vorhof des Arkanums betreten. Was den Sänger drängt, die Ebene des Sprechens zu verlassen und in die Höhen erweiterten Ausdrucks emporzusteigen, das ist mehr als der Zwang eines festgeschriebenen Notendiktats – das ist die alte menschliche Sehnsucht, die leibliche Hülle abzustreifen, um nach dem Dichterwort »eins zu werden mit allem, was lebt.« Es scheint, daß für dieses Bedürfnis nach Vergeistigung der Gesang eine Brückenfunktion ausübt, und das gleichermaßen für den Singenden wie für den Zuhörenden. Diese Sphäre entzieht sich einem vordergründigen Verständnis. Der Romantiker Novalis wußte dies: »Die Akustik der Seele ist noch ein dunkles, vielleicht aber sehr wichtiges Feld.«

Die gestörte Stimme

Nun ist der Kehlkopf kein isoliertes Instrument wie ein Klavier; er ist beweglich und hängt unmittelbar mit der ganzen übrigen Muskulatur des Körpers zusammen. Er leidet, wenn jene leiden. Körperliches und seelisches Unbehagen, Krankheit und Schmerzen offenbaren sich sofort in mangelhafter Tongebung.

Karl Ludwig Merkel

»Die Stimme hat mich!« – der Aufschrei einer verzweifelten Frau, mitten aus einem erfolgreichen Berufsleben herausgerissen, weil das wichtigste kommunikative Werkzeug bei ihrer Tätigkeit als Kundenberaterin in einer Bankfiliale ihr nicht mehr zu Willen stand. Nahezu von einem Tag auf den anderen – der zeitweilig stockenden Redeweise als Vorbotin hatte sie die Beachtung versagt, mit dem vielberufenen Schlagwort »Streß« zugedeckt – zerbrach der Kontakt mit den Kollegen und Kunden, denen es immer schwerer fiel, den zerbrochenen Tönen einen Sinn abzulauschen, die betroffen mit ansehen mußten, wie sich auch im Mienenspiel die krampfhafte Anstrengung ihrer Gesprächspartnerin abzeichnete.

»Die Stimme hat mir eine Falle gestellt und läßt mich nicht mehr los; sie hat mich vergewaltigt!«, lauteten andere Beschreibungen des geknebelten Zustandes. Die Zuhörer wurden mit einer Stimme konfrontiert, bei der die persönliche Melodie durch eine gequetschte Monotonie ersetzt war. Ein merkwürdig meckernder Stimmton zerrte die unter Druck ausgestoßenen Vokale auseinander. In zähem Takt wurden die Silben zerhackt, wobei die Konsonanten an Schärfe gewannen und die Atmung ihren natürlichen Rhythmus verlor. Im ganzen ein dem echten Stottern ähnliches ruckweise unterbrochenes Sprecherzeugnis, dem zurecht der Name »Stimmstottern« zugelegt wurde. Fachleute sprechen von spastischer oder spasmodischer Dysphonie.

Denken wir zurück: Beim Lungenfisch findet sich erstmals ein ringförmiger Muskel am Eingang zur Luftröhre, um das Eindringen von Fremdkörpern, in dem Fall Wasser, zu verhindern. Im Verlauf der Evolution komplizierte sich das Kehlkopfgerüst, und mit zunehmendem Einsatz als Sprachträger verlor die primitive Schließfunktion an Bedeutung. Sie tritt nur noch als Notfallbremse in Aktion, wenn ein Bissen oder überhasteter Schluck in die »falsche Kehle« gerät. Liegt da nicht die Vermutung nahe, daß bei der unglückseligen Stimmpatientin der Ringverschluß scheinbar unvermittelt und unmotiviert sein frühes Gedächtnis reaktivierte, geradeso als sollte eine dem Innern drohende Gefahr abgewendet werden?

Die hier angedeutete psychisch-physische Verknüpfung des pathologischen Geschehens soll nicht weiter verfolgt werden, es würde ein Kapitel für sich mit kontroversen Meinungen beanspruchen. Wenn aber ganz bewußt diese schwerste aller Stimmstörungen an den Anfang dieses Buchabschnitts gesetzt wurde, dann aus folgendem Grund: Bei der spastischen Dysphonie zeigt sich im Pathologischen, was als ein roter Faden die verschiedenen Aspekte unserer Darlegung verbindet: die Einheit von Leib und Seele, Körper und Stimme. Und dies ungeachtet der Frage nach dem Ursprung dieser Störung; denn ob seelisch verursacht oder körperlich bedingt, in der Leidensauswirkung ist immer der ganze Mensch betroffen.

Es darf auch nicht vergessen werden, daß die Sprechhandlung die Fortsetzung und ranghöchste Stufe motorischen Handelns ist; sie kann, was im krankhaften Rahmen durchaus nicht ungewöhnlich erscheint, zu Primitivreaktionen regredieren, sozusagen auf die unterste Stufe zurückspringen. (Liest man nicht täglich in den Zeitungen, daß, wo Worte nicht zu überzeugen vermögen, der Faustschlag argumentiert.)

Für die Ärzte und Helfer ist aus dem Vorgetragenen der Schluß zu ziehen, daß sich alle Bemühungen, eine kranke Stimme zu heilen, nicht auf das isolierte Organ, sondern auf den leidenden Stimmträger im Sinne einer biopsychosozialen Medizin zu fokussieren haben.

Dies gilt zuvörderst für eine Erkrankung, bei der das banale Symptom Heiserkeit, unbeachtet, zum Tode führen kann, den Kehlkopfkrebs, und wo nicht selten übersehen wird, daß der Verlust der persönlichen Stimme schwerer wiegt als der körperliche Defekt, denn allen natürlichen oder technischen Ersatzorganen bzw. -prothesen fehlt die Individualität.

Mit dem Wort »Heiserkeit« wurde ein hörbares Zeichen benannt, das als ein Warnsignal verstanden werden muß, sich einer eingehenden ärztlichen Untersuchung zu unterziehen, was, von indolenten Ausnahmen abgesehen, normaliter befolgt wird. Ein Spruch lautet: »Gesund ist, wer ein Leben im Schweigen der Organe führt.« Mit Heiserkeit, welchen Grades immer, meldet sich das Sprechorgan dringend zu Wort. Es führte aber ins Abseits, Stimmstörungen einzig mit akustischen Kriterien erkennen oder einstufen zu wollen. Es war an anderer Stelle schon hervorgehoben worden, daß rauhe, kehlige Stimmen robust und durchhaltefähig sein können, sogar öffentliche Akklamation genießen und nicht die Spur eines Leidensdruckes erkennen lassen. Heiserkeit ist somit nicht der einzige Wegweiser für den Störungs- oder Erkrankungsgrad einer Stimme:

Renate, 18 Jahre alt, ist Arzthelferin von Beruf. Ihrer Stimmfähigkeit wird sie sich nur im Kreise ihrer Freunde bewußt, wenn sie gemeinsam singen und ihr bescheidener, aber angenehm klingender Sopran auffällt. Nach einem anstrengenden Arbeitstag in der Praxis mit einer Unzahl von Wünschen und Beschwerden von Patienten muß sie noch einen bösen Krach mit ihrem Dienstherrn durchstehen, weil sie eine ihr aufgetragene Aufgabe nicht zu dessen Zufriedenheit erledigt hat. Mit leichten Kopfschmerzen geht sie nach Hause. Der Abend verläuft ohne besondere Vorkommnisse, sie geht zeitig schlafen. Am anderen Morgen, als die Mutter sie zum Frühstück ruft, kann sie nicht mehr laut antworten, sie flüstert nur noch.

Den Dienst, den sie noch angetreten hatte, muß sie bald aufgeben, weil sie sich kaum mehr verständlich machen kann. Der konsultierte HNO-Arzt stellt fest, daß die Stimmlippen beim Phonationsversuch nicht schließen, nur andeutungsweise Zuckungen sind erkennbar. Die Diagnose lautet: Aphonie, Tonlosigkeit.

Überzeugender noch als beim erstgeschilderten Fall scheint zumindest eine psychische Mitverursachung vorzuliegen. Doch sollte man sich davor hüten, diagnostisch allzu einäugig vorzugehen, gewissermaßen nur mit einem Freudschen Auge die Störungsbilder zu betrachten.

Eines lehren uns die beiden Patientengeschichten, daß man nämlich grundsätzlich bei Stimmaffektionen ein Zuviel, das sich bis zum Krampfhaften steigert, von einem Zuwenig bis hin zur Stimmlosigkeit unterscheiden kann. Stimmärzte erfassen die beiden Extreme mit den Diagnosen: hyper- bzw. hypofunktionelle Dysphonie.

Es kann in unserer vom Gesamtrahmen her begrenzten Abhandlung nicht darauf eingegangen werden, wie kontrovers der Begriff »funktionell« in Medizinerkreisen diskutiert wird. Der Einfachheit halber und weil er den Patienten einigermaßen plausibel vermittelbar ist, hat er sich im Fachjargon durchgesetzt. Ob sich hinter dieser vagen Definition, die ja eine organische Bedingtheit scheinbar ausschließt, nervöse Fehlsteuerungen, hormonale Defizienz oder sich im Molekularen abspielende biochemische Prozesse verbergen, ist bisher nicht zufriedenstellend abgeklärt, zumal sie ein breites Symptomfeld umfaßt. Dieses kann sich hörbar äußern, wofür viele bezeichnende Beiwörter bereitstehen, wie rauh, knarrend, gepreßt, krächzend, verhaucht u.a. Es läßt sich aber auch für den Facharzt, den Phoniater, mittels Spiegeluntersuchung und endoskopischer Technik mit relevanten Unterscheidungsmerkmalen sichtbar darstellen. Nur aufgrund dieser spezifischen Untersuchungsverfahren ist es überhaupt möglich und gar nicht selten, zusätzliche organische Veränderungen im Kehlbereich festzustellen. Ein noch so scharf geschultes Ohr, das psychische Hinweise dem Stimmklang zu entnehmen vermag, ist schließlich nicht dazu angelegt, feingewebliche Verdickungen oder Defekte an Stimmlippen und nächster Umgebung, – seien sie gut- oder bösartiger Natur – aufzudecken, das leisten die jetzt routinemäßig aufgezeichneten bewegten Bilder einer Videokamera.

Die Differenzierung pathologischer Stimmerscheinungen beginnt bereits im Säuglingsalter. Neben auditiven Praktiken werden Schallanalysen zu Hilfe genommen. Auf diese Weise können aus dem Schreispektrum Krankheitsbilder der Atemwege oder des Nervensystems ausgesondert werden. Eine auf Chromosomenanomalie beruhende Mißbildung soll wegen ihrer auffallenden Eigenschaft hier Erwähnung finden, das Cri-du-chat-Syndrom. Mit dem französischen Namen, von dem Entdecker Lejeune (1963) verliehen, – er wies die Deletion des kurzen Armes des fünften Chromosoms nach – ist ein Hauptsymptom charakterisiert: ein dem Katzenmiauen ähnliches Schreien.

So selten diese Erscheinung anzutreffen ist, so häufig begegnet man im frühen Kindesalter der Heiserkeit. Das ist nicht ungewöhnlich bei oft exaltiertem Einsatz des Stimmorgans. Man denke nur an den Lärmpegel in Kindergärten und auf Schulhöfen. Die Spiegeluntersuchung erbringt in der Regel breitbasige spindelige Verdickungen an beiden Stimmlippen. Infolge ungenügenden Stimmritzenverschlußes kommt es zum Entweichen »wilder Luft«, deren Wirbelbildung die Stimme belegt, rauh, heiser macht. Glücklicherweise bildet sich der Befund in der Mehrzahl der Fälle mit zunehmender Reife, spätestens während der Pubertät, spontan zurück.

In dieser Phase kommt es zum Stimmwechsel, zur sog. Mutation, ausgeprägter bei Knaben, die wiederum mit verschiedenartigen Störungsformen einhergehen kann. Als markant und für den Betroffenen lebensproblematisch erweist sich die verspätet einsetzende und persistierende Mutation, bei der die Stimme noch im Jünglingsalter die kindliche Höhe beibehält. Eine perverse Mutation kennt man bei Mädchen mit einer vertieften Stimmlage. Meist handelt es sich um endokrin bedingte, d.h. über die inneren Drüsen ausgelöste Störungen. Zuweilen liegen aber auch rein psychische oder psychisch überlagerte Ursachen dafür vor. So bei der ins Falsett hinaufgleitenden Mutationsfistelstimme, deren Träger man eine überzogene Mutterbindung zuschreibt.

Es ist einleuchtend, daß ein junger Mann mit einer derart abnormen Stimmweise in für ihn peinvoll erlebte, komische Situationen hineingerät. Noch im Erwachsenenalter kann sich ein fehlgesteuerter Hormonhaushalt auf die Funktion des Stimmorgans verhängnisvoll auswirken. Das beeinträchtigt nicht nur die Lebensqualität – in Sing- und Sprechberufen kann es das Aus bedeuten. So kann die Verabreichung von männlichen (virilisierenden) Sexualhormonen an Frauen, was bei bestimmten Leiden unumgänglich ist, verhängnisvolle Folgen haben: Absinken der Sprechstimmlage, Einschränkung des Stimmumfangs, Ermüdungserscheinungen. Anzumerken ist, daß auch in gebräuchlichen Stärkungspräparaten, wie sie bei verzehrenden Krankheiten verabreicht werden, vom männlichen Sexualhormon abgeleitete Wirkstoffe enthalten sein können. In seltenen Fällen ist es sogar bei der Einnahme von Ovulationshemmern (der »Pille«) zu einer rauhen, brüchigen Stimme gekommen.

Statistisch gesehen treten die vorgenannten Stimmalterationen selten auf, was ebenso für die spontanen oder als Folge operativer Eingriffe eintretenden Lähmungen der Kehlkopfnerven gilt. Das Hauptkontingent mit dem Symptom Heiserkeit bilden die akuten oder chronischen, in die tieferen Luftwege absteigenden Halsentzündungen, die wohl jeder einmal durchlitten hat und die unter der Bezeichnung »Laryngitis« geläufig sind. Auch hier sind bleibende Stimmschäden nicht ausgeschlossen.

Wenn wir uns im weiteren versagen, eine vollständige Krankheitslehre der Stimme niederzuschreiben, und uns auf einige wegen ihrer Auffälligkeit herausragenden Beispiele beschränken, so muß doch allein schon wegen der großen Anzahl von Betroffenen die Gruppe der Berufsstimmstörungen unsere Aufmerksamkeit finden. Daß die Profession sich auf den Stimm- und Sprechduktus niederschlägt, darauf waren wir schon eingegangen. Es nimmt denn auch nicht wunder, unter dem gefährdeten Personenkreis Pfarrer, Lehrer, Dozenten, Politiker, Berater, Vertreter, Manager, Verkäufer u.a. aufzuspüren. Die meisten von ihnen sind stimm- und sprechtechnisch nicht vorgebildet, wie man es von Schauspielern verlangt, die von der Redezeit her weit weniger belastet sind als beispielsweise ein Grundschullehrer. So erleiden denn nicht wenige, vorzugsweise bei labilen Gemütern und zartem Stimmaterial, existenzbedrohende

Schädigungen, die sich entweder in verspannter oder erschlaffter Form äußern können. Es bestehen auch Übergänge derart, daß eine andauernde Überspannung in stimmliche Kraftlosigkeit einmünden kann.

Es geht hier um ein ernstes Problem, das nicht nur gesundheits-, sondern ebenso sozialpolitisch zu Buche schlägt. Das betrifft den häufigeren Arbeitsausfall und die vorzeitige Berentung. Schließlich ist zu bedenken, daß ein geschwächter Stimmeinsatz des Lehrers die Disziplin der Klasse untergraben kann. Beiläufig sei bemerkt, daß bei berufsbedingten Stimmaffektionen besonders am Anfang die subjektiven Beschwerden mit dem objektiven Befund nicht im Einklang stehen, infolgedessen manchmal Verlegenheitsdiagnosen gestellt werden, die auf einen falschen therapeutischen Weg weisen.

Mit dem letzten Beisatz wird eine Frage provoziert, die uns im folgenden beschäftigen wird und die von altersher regen Diskussionsstoff geboten hat: Ist eine kranke Stimme heilbar? Oder andersgewendet: Was kann man vorbeugend oder nachsorgend tun, um Stimmprobleme zu vermeiden oder zu lösen? Damit stellt sich eine Fülle zusätzlicher Fragen zum Wie, Wann und Wer einer Behandlung, die die Grenzen unseres Themas sprengen würden. Auf die stimmhygienischen, -diätetischen und -gymnastischen Maßnahmen in der Antike und im Mittelalter waren wir schon eingegangen. So wie Plutarch die gesundheitliche Bedeutung der Anaphonesis, der täglichen Stimmübung, als eine erfrischende leibseelische Übung pries, sind auch die modernen Stimmtrainingsverfahren ganzheitlich ausgerichtet. Verwirrend ist die Vielzahl der Angebote, zudem jede für sich die helfende Alleinvertretung beansprucht. Dem ist eine ebenso einfache wie grundlegende Erfahrungstatsache entgegenzuhalten: Der Therapeut ist die Methode. Also: Nicht das Was der Methode, sondern das Wie des Therapeuten entscheidet über den Behandlungserfolg. In der Helfergemeinschaft von Therapeut und Stimmpatient kommt es zuallererst darauf an, ob es gelingt, eine Brücke zu bauen, auf der nicht nur einseitig eine Übungspraxis, gleich welcher Konzeption, transportiert wird, sondern auf der dieser auch offene Bereitwilligkeit entgegenkommt. Diese Offenheit herzustellen, ist wohl der schwierigste Teil einer Stimmbehandlung und hängt entscheidend vom Charisma des Helfers ab. Dieser bewußt angewendete, der religiösen Sphäre entlehnte Begriff drückt im übertragenen Sinne das aus, was einen Helfer auszeichnen sollte: eine Haltung, die nicht überwältigen, sondern einnehmen möchte, was nur im gegenseitigen *Ein*stimmen und keineswegs im *Be*stimmen gelingen kann. Berichte von Psychotherapeuten besagen, daß es für das Heilergebnis der Patienten zuweilen nutzbringender war, der Stimme des Helfers nachzulauschen, als mitzubekommen, was dieser inhaltlich gesagt hatte.

Alle Übungsangebote und Anwendungskonzepte fließen den Bach hinunter, wenn der Stimmleidende die Mit- und Zuarbeit versagt. Das läßt sich bis in die Urzeiten des Schamanentums hinein verfolgen, das hat auch die moderne Medizin nicht außer Kraft gesetzt.

Heilen ist ein dialogisches Geschehen. In der partnerschaftlichen Klammer erhält das Behandlungsziel seinen humanitären Sinn und schränkt jede Art von Übungs- und Lerntechniken auf selektive Zuliefererfunktionen ein. So steuert alles, und bei der Stimme könnte es gar nicht anders sein, auf eine holistische Therapie zu. Auch hier sind uns die Alten vorausgegangen. Sie mußten alles daran setzen, die Stimmkraft zu erhalten, denn ihre Rats- und Volksversammlungen unter freiem Himmel kannten keine elektronischen Verstärkereinrichtungen. Da bedurfte es schon einer Stimmgewalt, wie sie der trojanische Herold Stentor besaß, von dem die Kunde geht, daß er so laut rufen konnte wie fünfzig Männer zusammen. (Als Kuriosum sei in Parenthese eingefügt, daß neuerdings internationale »Wettbewerbe der Ausrufer« veranstaltet werden. Bewertet wird die Lautstärke, Verständlichkeit und Schönheit der Ausrufe. Ein Japaner schaffte es jüngst mit 117,6 Dezibel, das ist lauter als ein vorüberfahrender Eisenbahnzug.)

Um die stimmliche Fitness zu bewahren – damals hätte es wohl geheißen: die firmitudo vocis –, ließ der von uns schon zuvor zitierte römische Arzt Galen Badekuren in Stabiae am Golf von Neapel durchführen; ebenso gelangten Dampf-, Sonnen-, Sand-, Mineral- und Kräuterbäder zur Anwendung. Am Beginn unseres Jahrhunderts häuften sich die Forderungen prominenter Phoniater nach einer gleichermaßen umfassenden Stimmbehandlung. Gutzmann (1909) meinte, daß es unter Umständen nützlich wäre, die Stimmkranken aus ihrem gewohnten Milieu herauszunehmen. Und Imhofer (1913) vertrat zum erstenmal klar die Ansicht, daß eine Anstaltsbehandlung, also eine stationäre Betreuung, Vorteile brächte. Luchsinger griff später (1970) den Gedanken der Hospitalisierung wieder auf.

Es war darum nur folgerichtig, wenn sich die zur gleichen Zeit aufkommenden Vorstellungen einer komplexen Behandlung von Stimmstörungen mit der Einsicht zusammenfanden, daß dies am effizientesten in einem (kur)klinischen Rahmen erfolgen sollte.

Namen wie dynamische, integrative, kommunikative Stimmtherapie zeugen von dem Trend zur ganzheitlichen Behandlung. Dazu beigetragen hat das Aufblühen von Körper- und Gruppentherapien, die den Leidenspartner als Heilfaktor einführten, was sich bei Stimmpatienten als Anreiz erwies, kritisch hinzuhören und Selbstmitleid abzubauen.

Als prototypisches Beispiel dieser Entwicklungstendenz sind die Stimmheilkuren zu nennen, die erstmals in einem Ostseebad 1964 durchgeführt, danach in einem Rehabilitationszentrum für stimmkranke Pädagogen fortgesetzt wurden, um schließlich im Stimmheilzentrum Bad Rappenau einen festen Standort zu erhalten, von wo aus durch Tagungen und Seminare das Entstehen ähnlicher Behandlungskonzepte und Institutionen angeregt wurde.

Da der Verfasser des vorliegenden Werkes ursprünglich und maßgeblich an der Gründung und Fortentwicklung der genannten Einrichtung beteiligt war, seien einige Grundzüge des therapeutischen Konzeptes vorgestellt, zumal sie allgemein gültige Richtlinien vorgeben.

Von dem Prinzip ausgehend, daß eine effiziente Stimmtherapie, sofern sie ihrem Anspruch gerecht werden will, auf kommunikativer Basis zu vollziehen ist, wird als übergreifender Leitsatz für die Übungspraxis gefordert: partnerverbunden, situationsgerecht und emotionsgetragen aufzutreten. Forderungen, die auf dem therapeutischen Sektor wiederum nur das belegen, was den Tenor unserer gesamten Ausführungen bestimmt. Auf dem Wegweiser zu diesem Ziel hin sind die Sätze eingeprägt, die gewohnt pragmatisch vorge-

Therapeutischer Aufbau der

Stimmheilkur

komplex

integrativ

<table>
<tr><td>medizinisches Personal</td><td colspan="4">Medizinische und physiotherapeutische Maßnahmen nach Bedarf
Inhalationen
Massagen
Respiratorisches Biofeedback</td></tr>
<tr><td>Pneopäde</td><td colspan="4">Atemtherapie</td></tr>
<tr><td>Stimmarzt
Logopäde
Psychologe
Pneopäde</td><td colspan="4">Entspannungsverfahren
AT, Jacobson, Eutonie</td></tr>
<tr><td>Psychologe</td><td colspan="4">Psychotherapie
Einzelberatung und Gruppengesprächstherapie
Interaktionstraining
Psychosomatik der Stimme (Vorträge)</td></tr>
<tr><td>Logopäde
Pneopäde</td><td colspan="4">Einzelstimmbildung
Kinästhetische Sensibilisierung
Haltungs- und Bewegungserziehung (Psychomotorik)</td></tr>
<tr><td>Logopäde</td><td colspan="4">Hörtraining, Phonorhythmik, Stimmjogging
Verbotonale Bewegungstherapie
Aquatische Stimmtherapie</td></tr>
<tr><td rowspan="2">Stimmarzt</td><td>Einleitungsgespräch
Ziele und Aufgabe
der Stimmheilkur</td><td colspan="2">Gruppengespräche
über die gesunde und
kranke Stimme</td><td>Stimmhygiene
für den Alltag
(Stimmjogging)</td></tr>
<tr><td>Eingangs-
untersuchung</td><td colspan="2">fortlaufende
Befundkontrolle</td><td>Abschluß-
untersuchung</td></tr>
<tr><td></td><td>1. Woche</td><td>2. Woche</td><td>3. Woche</td><td>4. Woche</td><td>Verlängerung</td></tr>
<tr><td></td><td>initiale Phase</td><td colspan="2">Umstimmungsphase</td><td>Transferphase</td><td></td></tr>
</table>

intensiv

hende amerikanische Stimmtherapeuten geprägt haben: Entspanne die Muskulatur und löse die Ängste! Womit die Verzahnung des Leiblichen mit dem Seelischen erneut bestätigt wird. Auf diesem Königsweg der Stimmrehabilitation spielt die jeweils angewendete Methode nicht die Hauptrolle. Es kommt in der Helfer-Patient-Gemeinschaft vorzüglich darauf an, den jeweiligen vitalen Rhythmus aufzufinden, um solchermaßen den eigenen Ton von Unreinheiten zu befreien und den Tonus auszubalancieren. Daß mit Hilfe dieser Maßnahme die Körperhaltung den Ton strafft, ist sinnbildlich einem alten chinesischen Spruch zu entnehmen: »Von einer schlaffen Sehne fliegt kein Pfeil!«

Summa summarum wird dafür plädiert, Körper- und Psychotherapie zu integrieren, wie es heutigentags allgemein in der Medizin Zuspruch findet, nicht nur im stationären, sondern gleichfalls im ambulanten Bereich. Daß eine intensive Hörschulung die stimmliche Rehabilitation begleitet, darf als selbstverständlich vorausgesetzt werden.

Was bis hierher abgehandelt wurde, ist dem Gestaltungskreis konservativer Behandlungsmethoden zuzuordnen, in dem die Heilkraft des Sprechens einen medikamentösen Rang einnimmt. Die berühmte Freud-Patientin Anna O. nannte deshalb auch die psychoanalytische therapeutische Interaktion, den unregelmäßigen Wechsel von Reden und Schweigen, eine »talking cure«, Redekur. Und man begreift, daß es Psychiater gibt, die der Meinung sind, im Gespräch mit Patienten lenke nicht der Inhalt, vielmehr das Wie seines stimmlichen Ausdrucks den Heilprozeß.

Bei Stimmleiden, die mit organischen Veränderungen, abnormem Wachstum im Kehlbereich einhergehen, ist eine chirurgische Intervention angezeigt, die allerdings, um einen bleibenden Erfolg zu sichern, mehrzahlig einer konservativen Nachbehandlung bedarf. Dank eines technisch hochentwickelten Instrumentariums gelingen in der Regel die invasiven Eingriffe auf schonende Weise, die Stimmfähigkeit bleibt erhalten bzw. wird wieder hergestellt. Dies gilt für das Abtragen oder für Glättungsprozeduren bei Stimmlippenknötchen, -cysten, -ödeme, -polypen und dgl. Bei der Krebserkrankung muß unter Umständen rigoros vorgegangen werden, um alle tumorverdächtigen Zellen aus der Umgebung zu entfernen. Der Kehlkopf als Stimmgenerator ist dabei nicht immer zu schonen. Plastische Verfahren ermöglichen die Bildung einer kommunikativ befriedigenden Ersatzstimme, die naturgemäß wenig melodiös ist.

Bei totaler Exstirpation des Kehlkopfes kann durch die Anbildung einer sog. Ösophagusstimme (Speiseröhrenstimme) die sprachliche Verkehrsfähigkeit in begrenztem Maße wieder erworben werden. Der primäre Stimmschall wird in solchen Fällen durch rigides Schwingen der ringförmigen Muskulatur am Eingang zur Speiseröhre erzeugt. Zu hören ist ein kehlig rauher, dumpfer rülpsender Laut, der bei einiger Übung auch eine gewisse Geschmeidigkeit erlangt, wobei jedoch die persönliche Note fehlt, worauf in einem nachfolgenden Kapitel noch näher eingegangen wird.

Geschwächte Stimmlippen mit Flatterbewegungen und scherbelndem Klang können durch Injektionen bestimmter Substanzen gestrafft werden und damit den Stimmton stabilisieren. Umstrittener ist die chirurgische Behandlung bei Abweichungen der Tonhöhe, wie sie von Männern mit zu hoher Tonlage oder von Frauen mit dem Symptom der Androphonie, also einer abnorm vertieften Stimme, erwünscht ist. Grundsätzlich kann dies durch Manipulationen an den laryngealen Knorpeln erreicht werden, die Ergebnisse sind aber nicht sicher voraussagbar. Deshalb ist bei Sängern und Berufssprechern Zurückhaltung geboten und ein aufklärendes Vorab-Gespräch zu fordern. Besonders in Fällen von Transsexualismus, wo die operative weibliche Umwandlung des Mannes gelungen ist, kann die erhaltengebliebene tiefere Stimme ein ernstes psychologisches Problem aufgeben.

Fassen wir zusammen: Die Stimme kann wie andere Teile und Organe unseres Körpers Schaden erleiden. Wir sprechen zu Recht von einer gestörten Stimme, so wie man es anderenorts und -befalls mit Magen-, Herz- oder Kreislaufstörungen zu tun hat. Man kann schweren Fällen auch Krankheitscharakter zusprechen, nämlich dann, wenn über eine Befindlichkeitsstörung hinaus, wie sie etwa ein banaler Schnupfen oder eine komplikationslose Grippe mit sich bringen, ein tief in die Lebenssituation einschneidender Leidensdruck aufkommt.

Wenn man dem Blut zuschreibt, daß es ein besonderer Saft sei, das Lebenselixier kat exochen, so kann man der Stimme zubilligen, daß sie ein besonderer Klang ist, die Lebensmusik, die uns bis ans Ende unserer Tage begleitet. An dieser hohen, aber nicht überzogenen Einschätzung müssen alle helfenden Bemühungen bei Stimmaffektionen gemessen werden. Darum ist es keine poetische Verklärung, sondern eine pragmatische Feststellung, wenn wir an den Schluß dieses Kapitels den therapeutischen Leitsatz setzen und damit zugleich die Frage nach der »Heilbarkeit« belasteter Stimmen beantworten: Es ist das »Herz der Stimme« zu behandeln! – was jede Oberflächenkorrektur abzulehnen heißt.

Stimme und Gesellschaft

Die ganze Welt steht auf der
Spitze der Zunge.

Jüdisches Sprichwort

Über die Wirkungsmächtigkeit der Sprache liegen seit der Antike über die Jahrhunderte hinweg viele Zeugnisse vor. Verstärkt hat sich in unserer Zeit, wie es der Sprachphilosoph Hans-Georg Gadamer ausdrückt, ein linguistic turn vollzogen, eine Wendung zur Sprachlichkeit. Das bedeutet bei aller Bewunderung und Hochachtung vor der wissenschaftlich-technischen Begrifflichkeit und mathematischen Abstraktion eine Rückkehr zum menschlich Begreifbaren, zu einem praktischen Sprachgebrauch, einer ordinary language, wie sie in den philosophischen Traktaten von Ludwig Wittgenstein zum Ausdruck kommt. Sprache wird vom hohen Kothurn geistvoller Zeichen- und Symbolkombinatorik auf das Ursprungsfeld des Miteinander-Verstehens und Untereinander-Verständigens in das »Haus des Seins« zurückgeführt, wo sie ihre Energie weniger aus logischen Schlußfolgerungen als aus emotional getönten, moralisch eingegebenen Impulsen entfaltet.

Hierin liegen Glanz und Elend unserer Sprachbeherrschung. Die solidarische Umarmung des anderen mit den Sprachgesten der Zuwendung und Liebe und die formidable Abstoßung oder Versklavung des Nächsten unter den Hammerschlägen haßerfüllter Wortmonster. So schreibt Helmut Schelsky: »Die Beherrschung der Sprache scheint uns die vorläufig letzte Form der Versklavung von Menschen zu sein, die als soziale Wesen auf den Verkehr durch Sprache genauso angewiesen sind wie jeder lebende Organismus auf Zufuhr von Nahrung und O_2. In der Herrschaft durch Sprache ist ein Herrschaftsgrad erreicht, demgegenüber physische Gewalt geradezu harmlos und veraltet ist.«

Schon Nietzsche hatte vorausgesagt, daß der Kampf um die Macht vor allem ein Kampf um die Machtübernahme im Reich der Sprache sein würde und daß der als wirklicher Machthaber gelten wird, der neue Sprachregelungen durchsetzen kann.

Es scheint, als ob gegenwärtig diese Wirkungsmächtigkeit in Form der Bildersprache an Boden gewinnt. Farbfernsehen in einer verwirrenden Programmvielfalt und bunte Boulevardblätter umschmeicheln und überwältigen uns unter Zuhilfenahme einer breitest gefächerten Gefühlsskala, die Selbstmitleid mit gleicher Unbekümmertheit wie Neidkomplexe einzusetzen versteht, die Trauer abstumpfen läßt und Anteilnahme in Hysterie verwandelt, wo letztendlich hinter allem die eigentliche Information verblaßt. Was Bilder einprägsam vorbereiten, das verfestigt zusätzlich journalistische Beliebigkeit in scheinbar objektives Schwarz-Weiß.

Das Spielen auf diesen Klaviaturen beschreibt Novalis, wo er auf die dritte Komponente sprachlich eingekleideter Wirkkräfte eingeht: »Wie die Stimme mannigfaltige Modifikationen in Ansehung des Umfangs – der Geschmeidigkeit – der Stärke – der Art (Mannigfaltigkeit) – des Wohlklangs – der Schnelligkeit – der Präzision oder Schärfe hat – so ist auch die schriftliche Stimme oder der Stil auf eine ähnliche Weise unter mannigfaltigen Gesichtspunkten zu beurteilen ...«

Gleichen Sinnes räumt Wilhelm von Humboldt, der Begründer der Sprachphilosophie, in seinem Hauptwerk »Über die Verschiedenheit des menschlichen Sprachbaues und ihren Einfluß auf die geistige Entwicklung des Menschengeschlechts« dem Stimmausdruck unter den anderen Äußerungsformen einen gebührenden Platz ein, wenn er formuliert: »Die Sprache ist die ewig sich wiederholende Arbeit des Geistes, den artikulierten Laut zum Ausdruck des Gedankens fähig zu machen.«

Sprachmächtigkeit und Stimmgewalt sind die zwei Seiten einer Medaille, die als Einheitswert gehandelt wird. Sprache und Sprechweise, d.h. der mehr oder weniger angepaßte Einsatz der Stimmrolle, fließen unbewußt in die Bewertung der Sprachinhalte ein. Das kann zum Vorteil gereichen, wenn Schein und Sein übereinstimmen, das Innere im Äußeren sich wahrheitsgemäß kundtut, das kann aber ebenso Unheil heraufbeschwören, wenn eine verführerisch gleißnerische Stimmaske zu einem bösen Zweck aufgesetzt wird. Von dieser zwiespältigen Suggestivkraft sind sogar manche Psychotherapeuten überzeugt, die die in der psychoanalytischen Theorie als »Gegenübertragung« diskutierten Phänomene als (Aus)Wirkungen der Stimme des Analysanden beim Analytiker sehen.

Im politischen Leben wird die umformende Dynamik der Stimme auf den Sprachinhalt oft überhört und damit unterschätzt. Dabei sollten uns die historischen Erinnerungen mahnen, daß Ideologien nicht vornehmlich durch Verbreitung von Schriften, sondern durch die meist kaschierte Gewalt engelsgleicher oder vom Teufel besessener Stimmen durchgesetzt wurden. Die Sprechwirkungsforschung weiß davon Bände zu füllen. Dies trifft im anderen Sinne auch für die »demokratische« Politikersprache zu, die Niklas Luhmann so treffend als »Lingua blablativa« charakterisierte. Man höre sich die Reden in den Parlamenten an, versuche vom Inhalt zu abstrahieren und lausche auf den gleichförmigen Singsang, wo das Ausgesagte in die Bedeutungslosigkeit verschwimmt. Es mangelt diesen träge dahinfließenden Rederinnsalen an der Produktion von Epiphonema, wie es ein bekannter Politiker kürzlich in die Diskussion brachte, gemeint ist die Erzeugung eines »Knalleffektes«, damit das, was gesagt werden soll oder muß, auch tatsächlich gehört wird. Es ist keine Frage, daß dieses I-Tüpferl auf den Bedeutungskern eines Wortes oder Satzes vom nach Bedarf anschwellenden oder abschwellenden Stimmimpetus gesetzt wird, d.h. von einer beweglichen, melodischen Stimmführung, die den Text kontrapunktisch begleitet.

Aber auch ohne die besagten »semantischen Donnerschläge« haben selbst inhaltsschwächere Stimmscharmützel den Nutzen, brachialgewaltige Handlungen verhindern zu helfen. Solange sich die Aufmerksamkeit auf die Münder richtet, erheben sich keine Arme. Und glücklicherweise hält sich die Zahl der Volksvertretungen in Grenzen, wo die Debattenregeln noch nicht oder nicht mehr greifen und die ehrenwerten Parlamentarier mit zur Faust geballten

Händen ihre Meinungen zum durchschlagenden Erfolg zu bringen versuchen oder aber mangels Überzeugungskraft zum Befehlston Zuflucht nehmen, von dem gesagt wird, daß er älter sein muß als die Sprache, anderenfalls könnten ihn die Hunde nicht verstehen. War es die archaische Erinnerung, die den zwielichtigen Carl Schmitt auf die fatale Formel brachte: »Das Beste auf der Welt ist ein Befehl!«?

Aus Berichten aus dem 5. vorchristlichen Jahrhundert geht hervor, daß der Beeinflußungsfähigkeit der Stimme ein bevorzugter Platz zugewiesen wurde. Das Gelingen einer dramatischen Aufführung in den attischen Theatern hing weniger von der Textfassung des Dichters als von der Stimm- und Körpertechnik des reproduzierenden Künstlers, des Schauspielers, ab. Ob die von diesem zur Charakterisierung der Person verwendeten Masken mit unterschiedlicher Farb- und Ausdrucksprägung auch der Schallverstärkung dienten, was die Ausmaße der Amphitheater nahegelegt hätten, läßt sich mit Sicherheit nicht mehr beantworten, da entsprechende, wohl aus leicht sich zersetzendem Material hergestellte Fundstücke fehlen (Habermann).

Auch heute trägt die stimmliche Gestaltung im Schauspiel und ausgeprägter noch in der Oper zum Erlebnis eines Theaterabends wesentlich bei, mögen wir auch etwas von der Begabung eingebüßt haben, mit dem dritten Ohr zu hören, womit das Aufnehmen von Zwischentönen gemeint ist, die dem Text erst die Farbe geben und ihn aufblühen lassen. Die in unseren Tagen übliche Technik der Schallverstärkung und -transformation trägt sicher ihren Teil dazu bei, daß wir dieser Art des Hörens verlustig gingen.

Die Griechen wußten bei den damals aufkommenden Rednerschulen gut zu unterscheiden, ob sie die Anwendung äußerer Effekte oder das Streben nach innerer Wahrhaftigkeit lehrten. Während Perikles' maßvoller Vortragston geschätzt wurde, verfiel der des Politikers Kleon der allgemeinen Verachtung. Aristophanes verstieg sich zu den Sätzen, daß dieser Kleon ein »verruchter unverschämter Schreihals« sei, der »ganz Athen mit seinem Geschrei taub geschrien habe, seine Stimme ähnle der eines angebrannten Schweines«. – Wir brauchen nicht lange zu suchen, um Schreimuster ähnlichen Kalibers in unserer nahen Vergangenheit zu finden. – Der griechische Redner Isokrates (436 v. Chr.), ein Schüler des Georgias, der als Lehrer von Staatsmännern sowie als Berater von Fürsten hohes Ansehen genoß, hält dagegen: »Zu den unersetzlichen Gaben der Natur zählt eine solche Stimme und eine so deutliche Aussprache, daß der Redner nicht allein durch das Gesprochene, sondern zugleich durch dessen Wohllaut die Zuhörer überredet.« Seine Schule ist als die Quelle der rhetorischen politischen Publizistik anzusehen.

Mit dem Untergang der antiken Welt verschwanden auch die letzten Überreste der alten Stimmbildungskunst. Es gab zwar eindrucksvolle Prediger im Mittelalter, aber zunehmend, und das hing nicht zuletzt mit der raschen Verbreitung der Buchdruckerkunst zusammen, trat besonders in der Renaissance die Schriftsprache in den Vordergrund, erregte die formal-grammatikalische Seite der Texte das größere Interesse. Gleichzeitig verlegte sich die Stimmbildung stärker auf den Gesang. Die Sprechstimme fand erst in unserem Jahrhundert wieder größere Beachtung. Dabei lassen sich im gesellschaftlichen Bereich zwei Hauptströmungen erkennen: die von angelsächsischer Herkunft demokratisch geprägte Debattenkunst, wo der logisch sprachliche Anteil überwiegt und die Argumente zählen, denen bestenfalls stimmliche Biegsamkeit und ironische Schärfe ein zusätzliches Gewicht verleihen. Dem steht die Stimm- und Sprachpflege in autokratischen Regimen entgegen, wobei man wieder zu unterscheiden weiß zwischen der ideologischen Variante, bei der ein Ideendiktat und/oder die Weisungen eines Diktators die Redefreiheit einschränken und somit der Stimme und Sprache wenig Spielmöglichkeiten offen lassen. Die Folge ist ein graugefärbter, monotoner Sprechduktus. Prototypisch dafür sind die Langweiler-Exkurse von Stalin und Genossen.

In den Weltanschauungssystemen, geschwängert mit Heldenmythos und Blut- und Boden-Rausch, wird die Stimme zur unmittelbaren Gewalt, erhebt sie sich zum Fanal. Dieses in jener Ära viel beschworene Schicksalswort steht nicht von ungefähr lautmalerisch dem Begriff fanatisch nahe. In der Tat ist mit solchen Wortfanfaren der die Gemüter aufpeitschende Gewaltakt der Hitler-Reden zu kennzeichnen. Dieser Diktator verstand es, den aus den Zeitumständen erwachsenen Ressentiments, Demütigungen, Enttäuschungen und Hoffnungslosigkeiten eine Sprengkraft zu verleihen, die die in den Biersälen und Sportpalästen Zuhörenden besinnungslos jubelnd von den Sitzen riß. Es ist bekannt, daß die Wenigsten das biographisch angelegte Programmbuch »Mein Kampf« gelesen haben. Nicht mit diesem Sammelsurium wahnwitziger Ideen, sondern mit seinem kehlig rollenden Stimmfuror hat er die Massen an sich gezogen und die Macht erobert. Das kommt zutage, wenn man seine Reden liest. Die ständigen Wiederholungen, Vieldeutigkeiten, Verzerrungen und Halbwahrheiten folgen den goldenen Regeln der Propagandatechnik: Es immer wieder sagen – auf die einfachste Linie bringen – gefühlsmäßig steigern – die erwartungsvolle Pause halten – den Schlußeffekt hinauszögern. Niedergeschrieben überzeugt das nicht. Das Strickmuster ist zu durchsichtig, es wärmt nicht, es macht einen frieren. Ganz anders, wenn ein harsches Organ den papierenen Schwelbrand zur Flamme entzündet.

Hitler war sich seiner rednerischen Suggestivkraft wohl bewußt. So konnte er auf dem Nürnberger Parteitag 1936 seinen Blockwaltern zurufen: »Wie fühlen wir nicht wieder in dieser Stunde das Wunder, das uns zusammenführte! Ihr habt einst die Stimme eines Mannes vernommen und sie schlug an eure Herzen, sie hat euch geweckt, und ihr seid dieser Stimme gefolgt. Ihr seid ihr jahrelang nachgegangen, ohne den Träger der Stimme auch nur gesehen zu haben, ihr habt nur eine Stimme gehört und seid ihr gefolgt.«

Diese unverwechselbare Stimme war mit einem ebenso spektakulären Auftreten verbunden. Fackeln, Fahnen, Märsche, Siegheil-Gebrüll kündigten ihn an. Und dann kam *er*, schlicht dekoriert, und aus der plötzlich eingetretenen Stille heraus, die sich mystisch auszubreiten schien, hub er zögernd an, sich immer schneller und berauschender in donnernde Wortkaskaden hineinsteigernd, die den Sinn des Gesprochenen vergessen ließen. Wenn er auftrumpfend, mit herrischen Gesten, seinen Macht- und Herrschaftsanspruch verkündete, schrillten die Töne zur Höhe einer hysterischen Frauenstimme, um gleich darauf wieder in dumpfes Grollen hinunterzurollen. Dabei wäre es falsch, anzunehmen, daß er seinen

Anhängern nur nach dem Munde redete. Gerade dadurch, daß er auch Forderungen stellte und zur Opferbereitschaft aufrief, unterschied er sich von manchen Politikern der Weimarer Republik, deren sachlich bestimmte, auf emotionales Crescendo verzichtende Ansprachen bei vielen Bürgern mit Hilflosigkeit und Leisetreterei verwechselt wurden, ohne Durchsetzungskraft, um aus der politischen Misere und wirtschaftlichen Depression herauszukommen.

Das Beispiel Hitler zeigt aber auch, wie jede Zeit sich ihren eigenen Sprechstil schafft. Die Nachkriegsgeborenen sehen in alten Wochenschauen die stoßend wilde Gestik des »Führers«, hören seine rauhen Aufschreie, die jähen Ausbrüche und stehen dem fassungslos, allenfalls lächelnd, gegenüber. Wer es heute wagen würde, mit wenig differenzierter Stentorstimme eine Wahlversammlung zu bestreiten, der würde vor leeren Stühlen jäh verstummen. Wir erinnern uns aber, daß nach dem Krieg der Überlebende des KZ, Kurt Schumacher, seiner Stimme, erfüllt mit dem Verlangen nach einem besseren Deutschland, Kraftakte zutraute, die der heutigen Generation fremd erscheinen würden. Der Stimmausdruck, wir hatten es schon ausgeführt, ist der Mode unterworfen. Vielleicht fällt das weniger auf bei dem anderen Großrhetor des Dritten Reiches, dem Propagandaminister Josef Goebbels. Der intellektuelle »Touch«, der der Biegsamkeit und dialektbezogenen Weichheit seines Stimmaterials anhaftet, versteht es auf mitunter völlig entgegengesetzte Weise, die Rattenfängerrolle zu übernehmen. Die lang hingezogenen Vokale, die exakte Konsonantierung und raffinierte Pausensetzung schufen einen unüberhörbaren Klang, der das antrainierte Gewäsch der NS-Schulungsredner bei weitem überragte. Man mag diesen Redestil in die Nähe dessen rücken, was man als die Ästhetisierung des Faschismus bezeichnet hat, wie es mit einem letzten schwachen Blitzen lateinischer Redegewandtheit, einer Einheit von Gestik und Phonik, Mussolini zu verkörpern suchte.

Es bleibt für die Nachgeborenen schwer zu verstehen, warum diese aufpeitschenden Stimmen es vermochten, große Gefolgsscharen um sich zu versammeln. Zudem Elias Canetti, was Hitler betrifft, zu Recht die Frage stellt: Wie hat es dieses Gesicht zu solchen Wirkungen bringen können? Auch der Historiker hat Mühe, die lange währende Faszination zu erklären. Damals wurde gern und leidenschaftlich von der Befreiung des deutschen Volkes aus dem Joch des Versailler Vertrages geredet. Vielleicht hilft uns, hinsichtlich der Verblendung eines großen Teils der damaligen Bevölkerung, das weiter, was der römische Schriftsteller Tacitus in ferner Zeit geschrieben hatte: »Übrigens sind Freiheit und andere blendende Worte nur ein Vorwand, noch niemand hat je nach Unterjochung anderer und Herrengewalt gestrebt, ohne sich dieser Worte zu bedienen.«

Blendende Worte gab es in jener Epoche des verblendeten »Aufbruchs einer Nation« die Hülle und Fülle. Daß sie eine fatale Wirkung zeitigten, beglaubigt Victor Klemperer, der als Jude überlebte und seine philologischen Beobachtungen seinem Notizbuch, das er später unter dem Titel »LTJ« (lingua tertii imperii) herausbrachte, anvertraute: »Irgendwann überwältigt mich die Lüge, wenn sie von allen Seiten auf mich eindringt, wenn rings um mich her nur von wenigen, von immer wenigeren und schließlich von keinem mehr Zweifel entgegengebracht werden … die als Prahlen und Lügen erkannte Propaganda wirkt dennoch, wenn man nur die Stirn hat, sie unbeirrt fortzusetzen.« Die Menschen gerieten damals in die Netze einer den Zwecken zugeformten Sprachregelung. Das Goebbelsche Propagandaministerium scheute sich nicht, die politische Sprache zu maßregeln. Das von uns bereits genannte Schlagwort »fanatisch«, in unzähligen Reden und Schriften aufkreuzend, ist das Paradebeispiel dafür, wie ein Beiwort benutzt werden kann, um anzutreiben, aufzustacheln, die Vernunft zu betäuben, das Gewissen auszuschalten.

Dennoch, und das lenkt auf unser eigentliches Thema zurück, fehlt einem solchen Wort, wenn man es liest, die überzeugende Stoßkraft. Aufreizende Wirkung, zur Tat treibenden Impetus erhält es erst dann, wenn es vom Atem einer Leidenschaft, die eben auch satanischen oder, wie nicht wenige meinen, banalen Ursprungs sein kann, angetrieben wird.

Es besteht kaum Zweifel darüber, daß der Nationalsozialismus im Gegensatz zum Marxismus, dessen Verführungsmacht auf einer weltlichen Bibel beruhte, die absolute Herrschaft mit der »Spitze der Zunge« eroberte. Nicht ohne Grund wurde Hitler der »Trommler« genannt. Trommeln verstopft die Ohren für besinnlichere Klänge, treibt in die Marschreihen hinein, ohne daß Bedeutendes gesagt werden muß.

Es ist zu verstehen, warum nach diesen Stimmexzessen, die millionenfachen Mord und Tod provozierten und tatsächlich exekutierten, die Redekunst in Verruf geriet. Gab es doch Dutzende von Gaurednerschulen, die sich bemühten, ihren Schülern das ABC weltanschaulichen Stimmenfangs beizubringen.

Auf die Tagesordnung setzte man fortan das sachlich begründete Argument und den moderaten Ton. Womit natürlich nicht gesagt ist, daß die Lüge, die verdrehte Tatsache und die Bemäntelung unliebsamer Vorkommnisse von der politischen oder öffentlichen Bühne abgetreten sind. Fast täglich wird über Verfehlungen minderen und kapitalen Ausmaßes berichtet, und die Mehrzahl der Abgeordnetendebatten strahlt eben auch kaum einen ciceronischen Glanz aus. Man möchte aber meinen, daß die Menschen nach allen üblen Erfahrungen hellhöriger geworden sind. Der Anteil derer, die das verlogene Läuten in einer hehren, hochgemuten Rede vernehmen, hat sich vergrößert. Und wenn die Leute das, was man bezeichnenderweise ihr Votum, also ihre Stimme, nennt, abgeben, dann bewegt sie nicht ein Trommelschlag, eher noch das ermüdende Glockengeläut wohlfeiler Versprechungen.

Fairerweise muß eingeräumt werden, daß es manchen Politikern, eingedenk unserer belasteten Vergangenheit, nicht mehr flüssig von der Zunge geht. Siegfried Lenz beschreibt diese ein wenig schleppende, nachsinnende Sprechweise: »Wenn Willy Brandt spricht, scheint mir, wird eine ganz besondere Mühsal deutlich: die Mühsal eines Überzeugungsprozesses, bei dem man sich auf Wörter verläßt. Wer dem Wort soviel zutraut, kann der Verletzlichkeit nicht entgehen. Nicht zuletzt deswegen aber achten wir sein Wort und glauben seine Rede.«

Vergleicht man die Stimmlage Brandts mit der erheblich höheren eines Ulbrichts oder Honeckers, dann mag man sich fragen, ob diese Eigenarten konstitutionell bedingt sind oder aber mit den entgegengesetzten politischen Grundüberzeugungen zusammenhängen. Vor einer schnellen Antwort ist es allerdings ratsam, in einem Geschichtsbuch zu blättern.

Bismarck, von massiger Statur bei einem etwas zu klein geratenen Schädel mit imponierender Hirnleistung, wird nach zeitgenössischen Berichten eine fistelnde Tonhöhe bescheinigt. Man stelle sich ihn vor, im Reichstag den markigen Satz vortragend: »Wir Deutsche fürchten Gott und sonst nichts auf der Welt!« Es ist nicht überliefert, daß es angesichts der wuchtigen Gestalt, der dünnen Töne und der klotzigen Worte zu einem Lachausbruch unter den Abgeordneten gekommen wäre, wogegen beim sächsischen Fisteln des verflossenen Staatsratsvorsitzenden nur wenigen das Lächeln versagt blieb. In seinem Erinnerungsbuch »Der Turm von Babel« schreibt der Literaturwissenschaftler Hans Mayer: »Ulbrichts Redeweise verriet ebensowohl bürokratische Pedanterie wie innere Unsicherheit. Den Singsang der sowjetischen Parteiredner hatte er sich angewöhnt. Er gab ihn weiter an zahllose, gleichfalls unerträgliche deutsche Nachredner. Musikalisch war das eine absteigende Terz. Der Sänger und Schauspieler Ernst Busch sprach spöttisch von der ›russischen Terz‹. Bezeichnend aber war bei Ulbrichts freien Reden immer wieder, daß er markante Sätze gleichsam mit einem Fragezeichen zu beenden pflegte. Dann folgte unablässig ein heiser ausgestoßenes Ja!?«

Es wäre sicherlich zu einfach, die Überzeugungsgewalt einer Stimme am Pegel der Tonhöhe zu bemessen. Immerhin soll nach den statistischen Erhebungen von Rednerschulen der Sympathiegrad eines Sprechers zu 35% von der Sprechmelodie gespeist werden, 55% aus der Mimik und Gestik und nur 10% aus dem Inhalt.

Diese Angaben unterstützen die Hypothese, daß die wirkungsvolle mündliche Übertragung eines Textes eine Funktion seiner Darbietung ist. Und ein weiterer Grundsatz ist aus den oben angeführten Daten abzulesen. Stimme ist nicht eine ätherische Erscheinung aus dem Nichts, sie entspringt – vom Denken entzündet – einer materiellen Substanz, dem Körper. Es kann also auch, was gar nicht so selten im öffentlichen Leben zu hören ist, eine leise Stimme Wirkung zeigen, sofern eine integre Persönlichkeit dahintersteht, bei der sich Ernsthaftigkeit und Verläßlichkeit des Ausgesprochenen kundtut. Ein beredsamer Körper nimmt uns von sich ein. Man führe sich einmal die »Muskelrhetorik« der Barockkunst vor Augen.

Im übrigen büßen auch gut konzipierte Redetexte ihre positive Ausstrahlung ein, wenn vom Vortragenden nicht beachtet wird, daß verschiedene Anlässe verschiedene Redestile benötigen. Praktisch heißt das: Die Eröffnung einer Kunstausstellung oder Verleihung eines Literaturpreises mit ernüchterndem Tonfall zu begleiten, wäre ebenso unangemessen, wie einer Juristenversammlung gefühlsbetonte Tiraden vorzutragen.

Dem aufmerksamen Leser wird es aufgrund unserer Darlegungen klargeworden sein, wie schwierig es ist, aus dem Gesamt des Kommunikationsaktes beim Menschen die stimmlichen, sprecherischen, sprachlichen und körperlichen Anteile herauszusondern. Wenn wir die Stimmkomponente unserem Vorhaben gemäß hervorheben, dann sollte es doch keinem Zweifel unterliegen, daß das, was wir aussprechen und was uns anspricht, als ein Ganzes empfinden. In einem harmonischen Verhältnis vereinigen sich mimische, gestische und phonische Elemente zu einem guten Gespräch.

Soweit sind wir von Einzelstimmen ausgegangen, die eine persönliche Note bergen. Nun verschaffen sich aber auch – in Umbruchzeiten extrem lautstark – Volksstimmen, Massenstimmen, Mengenproteste, kollektive Aufschreie Gehör. Die Machthaber im Nazistaat haben es wiederum meisterhaft verstanden, die marschierenden Chöre zweckgebunden einzusetzen. Der Ruf: »Ein Reich – ein Volk – ein Führer!« war vorzüglich dazu geeignet, auch dem Schwächsten eine heldische Pose vorzugaukeln und den noch Zögernden im akustischen Sog mitzureißen. Der Augenzeuge Franz Werfel hat diese Stimmenraserei trefflich beschrieben: »Und nun brach er los, der Mords-Gesang, der nur aus zwei Tönen besteht: ›Sieg-Heil! Sieg-Heil! Sieg-Heil!‹ Wie das ah eines automatischen Esels von Bergesgröße! Wie das Kriegsgeheul der Steinzeit mechanisiert im Weltalter der Industrie.«

Auf ein ganz anderes Ziel steuerte das geballte Stimmvolk in den Leipziger Oktobertagen hin. »*Wir* sind das Volk!« Diese mitreißende Forderung mit der Betonung auf dem ersten Wort läßt erkennen, daß es nicht der Bedeutungsgehalt des simplen Satzes war, sondern der hämmernde Rhythmus der Lautung, der die Tore des Staatsgefängnisses aufsprengte und die Rufer solidarisierte. Wie denn auch nachfolgend mit »Wir sind *ein* Volk!«, wo der akustische Schwerpunkt auf dem unbestimmten Zahlwort lag, der Wechsel der Akzentuierung die neue politische Richtung einleitete. Weit früher hatte der Lautdonner des Kehrreimes des französischen Revolutionsliedes »ça ira« (es wird gehen) das ancien régime weggefegt und die zukünftige Epoche eingeläutet.

Und wenn die rebellierenden Studenten der 68er Bewegung »Ho-Chi-Minh!« skandierten, dann drang nicht nur der Name eines prominenten Revolutionsführers in Herz und Hirn, dann heizten auch zwei helle Vokale, angeführt von einem bewundernden O und angetrieben von einem zischenden Konsonanten, die Gemüter an.

So wie die Massierung von Stimmen Herrschaftssysteme stützen oder stürzen kann, der kollektive Aufschrei Zäsuren in die Weltgeschichte setzt, so vermögen auch anonyme Stimmen, flüsternde, wispernde, ja tonlose Stimmen Gesellschaften in Angst und Schrecken zu versetzen. Es sind gestaltlose Stimmen, ohne tatsächliches Gewicht, die umso widerstandsloser und unaufhaltbarer alle Winkel und Nischen des öffentlichen Lebens durchdringen können. Es sind die Verlautbarungen des Gerüchts. Ein jeder kennt ihre furchteinflößende, in der Verschwommenheit schwer zu widerlegende Wirkung. Es ist aufschlußreich, daß man sich die Lauthaftigkeit des Gerüchts, sofern ihm eine solche zugestanden wird, als einen flüsternden Zischelklang vorstellt. Flüstern, die Stimme, die sich vor sich selbst zu verstecken sucht, die Angst vor der eigenen Courage hat, umgibt ja die Aura des Geheimhaltens, des Nichtweitersagenwollens. Genau das liegt in der paradoxen Absicht des Gerüchts, etwas, über das man besser schweigen sollte, möglichst vielen mitzuteilen.

Es ist im übrigen bezeichnend, daß es unter totalitären Regimen in der »Gerüchteküche« am heißesten brodelt. Der ehemalige sowjetische Offizier und Schriftsteller Lew Kopelew, der sich unter schmerzvollen, lebensbedrohlichen Erfahrungen aus den Fängen des Kommunismus befreite, zog die Schlußfolgerung: »Vor allem hat mir (die Geschichte) die Überzeugung vermittelt, daß die wirksamste Waffe im Kampf für die Menschenrechte, für gerechtere Gesetze und bessere soziale Bedingungen nur das Wort sein kann...!« Man kann, ohne den Sinn zu verstellen, hinzufügen: und die sich frei artikulierende Stimme!

Wer wie der Verfasser erleben mußte, daß unter repressiven Verhältnissen nicht wenigen des pädagogischen Berufsstandes, der vom Auftrag her der jeweiligen Staatsform in besonderer Weise verpflichtet ist, die Stimme versagte, weil den Schülern ein ideologisch eingekleideter Stoff beizubringen war, den sie vor sich selbst so nicht vertreten mochten – wer diese angefochtenen Stimmen zu diagnostizieren hatte, dem war die enge Verbindung von Textinhalt und Verlautbarung im positiven wie negativen Sinne zur Gewißheit geworden.

In diesem Zusammenhang ist eine Meldung der jüngsten Zeitgeschichte von Interesse. Danach soll eine Sprecherin des Moskauer Fernsehens beim ersten Putsch der Stalinisten 1991 ihren Landsleuten durch Sprechweise und Gesichtsausdruck die Unfaßbarkeit der Nachricht verdeutlicht haben. Von seiten der Reformer wird berichtet, daß das zutiefst elende Aussehen und die Grabesstimme der beliebten Ansagerin der demokratischen Sache geholfen habe.

Es ist mehr als wahrscheinlich, daß über die Stimmen, die uns tagtäglich von Rundfunk und Fernsehen ins Haus getragen werden, eine Vorentscheidung getroffen wird, ob sie zuverlässig oder mit Bedenken angenommen werden sollen. Dabei spielt die Gewöhnung an den Stimmträger eine nicht unerhebliche Rolle. Nicht wenige gehen beim Einschalten von Nachrichten- und politischen Sendungen von der Sympathieausstrahlung des Sprechers oder der Sprecherin aus, was sich auch bei der Einschaltquote von Politikerauftritten ausweisen läßt. Es zählt hier nicht der vorgebliche oder tatsächliche objektive Standpunkt, sondern, um eine Begriffsbildung von Habermas zu gebrauchen: die »Kommunikative Kompetenz«.

Es handelt sich um jene Wirkkraft, die die phonematisch-syntaktischen Strukturen mit den suprasegmentalen Elementen der Sprache verbindet. Und selbstverständlich gehört zu diesem kommunikativen Verbund das Vermögen des Angesprochenen, das zwischen den Zeilen Angedeutete, das Unausgesprochene, nur phonetisch Akzentuierte so zu begreifen, als läse man die Gedanken des Gesprächspartners während seines Redens mit.

Stimme in der bildenden Kunst

Das Wort ist doch recht weit
vom Mysterium weg. Ton und
Farbe an sich schon Mysterium.

Paul Klee

Im ersten Augenblick der Überlegung scheint es absurd, das, was man nicht sieht, nicht greifen kann, was man flüchtig hört, mit den Gestaltungsmodalitäten der bildenden Kunst, Form und Farbe, festzuschreiben. Doch war es der Maler Paul Klee, der als Maxime der Kunst bekannte: das Unsichtbare sichtbar zu machen. Vorzüglich in seinem Werk ist das Bemühen erkennbar, die Welt des Akustischen ins Optische zu übersetzen und in der Optik den Klang der Farben hörbar werden zu lassen.

Dem Anliegen, den »Klang der Bilder« einem breiteren Publikum näher zu bringen, war eine gleichnamige Ausstellung in der Stuttgarter Staatsgalerie 1985 gewidmet. Im Kern ging es um die Gefährtenschaft von Musikern und bildenden Künstlern bei der Suche nach der von der Dingwelt verhüllten letzten Wirklichkeit, dem Ort, wo die Farben zu sprechen beginnen und die Töne mit ihnen kommunizieren.

Nach Adornos Vorstellungen gelingt die Annäherung zwischen Malerei und Musik umso leichter, je mehr sich die Malerei vom Gegenstand befreit, je direkter die Künste dem nackten Material sich gegenüber finden, mit dem sie arbeiten, ohne die Zwischenschicht eines Gegenstandes oder Ideologems. So kann es nicht erstaunen, daß Kandinsky, der originäre und wohl bedeutendste Schöpfer abstrakter Kunstwerke, bei gleichrangiger musikalischer Bildung und Begabung, in seiner Abhandlung »Über das Geistige in der

Kunst« Farben und Klänge einander zuordnete. Kaltes Rot sah und hörte er in den mittleren und tiefen Tönen des Cellos, Violett bei Fagott und Schalmei, Orange erweckte den Ton einer Kirchenglocke oder einer kräftigen Altstimme. Er ging noch weiter und identifizierte das mittelhohe »e« mit Klage, das tiefe »e« mit Größe, das hohe »g« mit leidenschaftlicher Freude. Zwar sind dies subjektive Gleichsetzungen, die anderen Farb-Klang-Zuordnungen, wie denen von Goethe oder Rudolf Steiner, widersprechen, dennoch müssen sie als Ansatz zu einer synästhetischen Betrachtungsweise gewürdigt werden. Die Freundschaft mit dem Komponisten Schönberg, der sich bekanntlich auch im Bildhaften versuchte, wurde unter diesem Aspekt angebahnt. Wie dieser sich von der harmonikalen Tonalität löste, befreite sich Kandinsky vom Gegenständlichen.

Die Faszination der neuen Tonwelt Schönbergs auf die anderen Mitglieder des »Blauen Reiters« schlüsselt eine Briefpassage von Franz Marc an August Macke auf. Nach einer Aufführung von Schönbergs erstem atonalen Musikstück zur Offenbarung schrieb er: »... Ich mußte stets an Kandinskys ›große Komposition‹ denken, der auch keine Spur von Tonart zuläßt ... und auch an Kandinskys ›springende Flecken‹ beim Anhören dieser Musik, die jeden angeschlagenen Ton für sich stehen läßt (eine Art weißer Leinwand zwischen den Farbflecken!). Schönberg geht von dem Prinzip aus, daß die Begriffe Konsonanz und Dissonanz überhaupt nicht existieren. Eine sogenannte Dissonanz ist nur eine weiterauseinanderliegende Konsonanz. – Eine Idee, die mich heute beim Malen unaufhörlich beschäftigt.«

Es konnte nicht ausbleiben, daß sich zu diesen hochfliegenden Verschmelzungstendenzen von Musik und Malerei vor allem in der jüngeren Moderne Gegenströmungen formierten, die dieses Bestreben spöttisch als »Verfransung« titulierten und denen der Geheimniskult um die Musik zu verstiegen anmutete. Man setzte eine intermediäre Synthese dagegen, wie sie in den Fluxuskonzerten zum Ausdruck kam. Sprechen, Schreien, Geräusch, Krach, Klang fügten sich zu einem audiovisuellen Gesamtkonzept zusammen. Dahinter stand die Idee, eine musikalische Raumgestalt zu schaffen, einen plastischen Klang. Ein herausragender Vertreter dieser Stilrichtung ist Jean Tinguely, der gemeinsam mit Niki de Saint-Phalle den Pariser Strawinsky-Brunnen gestaltet hat. Bunte Figuren und symbolische Geräusche erzeugende Apparaturen wie der wasserspeiende Violinschlüssel erinnern an bekannte Kompositionen Strawinskys.

Wenn in der Klangskulptur – und es wäre noch eine Reihe gleichrangiger Kunstschöpfungen aufzuzählen – Geräuschmalerei und figürliche Darstellung zu einem Totalkunstwerk zusammenfinden, so scheint es kaum vorstellbar, daß die Stimme als ein hochspezifiziertes Soloinstrument, das sie auch im Chorischen bleibt, auf gleiche überzeugende Weise eine künstlerische Übertragung ins visuell Zwei- bzw. Dreidimensionale finden könnte. Bei aller Ausdrucksvielfalt und reichhaltigen Klangschattierung mangelt es ihr doch an einer überraschenden Tonkombinatorik und durch physiologische Grenzen gesetzten Gestaltungsbreite, wie sie musikalischen Werken zu eigen sind. Im übrigen hat sich die Stimme in der Gesangskunst und Rezitation ihren eigenen artistischen Raum erschlossen.

Schaut man sich aber nun in der Geschichte der bildenden Kunst um, dann entdeckt man eine erstaunliche Zahl von Darstellungen des Stimmphänomens. Habermann, der in mehreren Beiträgen diese künstlerische Randerscheinung analysiert, zeichnet drei Wege dieser besonderen künstlerischen Umsetzung auf:

– Von der nicht sichtbaren Stimme werden die Mimik und die Gestik im Moment einer stimmlichen Äußerung stellvertretend im Bilde wirksam.

– Die malerische Darstellung verzichtet auf jegliche biologische Realität – wiederum erleichtert durch das »nicht Sichtbare« der Stimme – und verschreibt sich den geistigen Triebkräften in expressionistischer Abstraktion. Der Maler konzipiert dementsprechend Bilder, die nur mit einem eigenen Titel und einem dazugehörigen Kommentar Zusammenhänge mit der uns gewohnten Vorstellung von der Stimme erkennen lassen.

– Auf dem Wege der Abstraktion fortschreitend gibt es schließlich die völlige Loslösung von der Realität, indem Stimme rein als

»Idee« dem Bilde zugrundegelegt wird, ohne jegliche Bindung an die vorgegebene allgemeine Vorstellung.

Auf einer Kunstausstellung in Bad Rappenau 1989 waren unter dem Titel »Die Stimme in der Kunst« Beispiele der eben aufgeführten verschiedenen künstlerischen Darstellungsweisen zu besichtigen. Anlaß zu dieser außerordentlichen Veranstaltung bot die tagtägliche Heilarbeit an stimmgestörten Patienten. Es ist nicht ungewöhnlich, daß ein leidender Zustand die Beschäftigung mit der Kunst erweckt und intensiviert und anderenwegs die Kunst den Gesundungsprozeß fördert, wie es die einleitenden Worte zum Ausstellungskatalog zum Ausdruck bringen:

»Eine erhebliche Anzahl von Patienten, die in unserer Klinik wegen Kommunikationsstörungen verschiedener Art und unterschiedlichen Schweregrades behandelt werden, leiden gleichermaßen an der Unfähigkeit, ihre Gefühle angemessen auszudrücken. Erstaunlich ist immer wieder, und für die Betroffenen ein befreiendes Erlebnis, wie diese Äußerungshemmung überwunden wird, wenn man dazu auffordert, ohne zu sprechen, allein mit Hilfe von Bleistift, Feder, Pinsel oder formbarem Material den persönlichen Ausdruck wieder zu finden. Es war nicht zuletzt diese Erfahrung, die uns die Idee eingab, in der professionellen bildenden Kunst den Gestaltungsmöglichkeiten der Stimme, die nur hörbar, aber nicht sichtbar ist, nachzugehen. Nicht ohne Eigennutz wünschten wir uns, daß sich auch über den Umweg der Fremdeindrücke für die wortkarg und stumm Gewordenen aus der Betrachtung von Fläche, Farbe und Form ein Zugang zu ihren versperrten und abgedunkelten Räumen öffnet.«

Es gibt ein Werk, das auf einzigartige Weise das Phänomen Stimme ins Bild setzt. Auf einer zwischen 1643 und 1649 entstandenen Radierung, wegen des damaligen hohen Preises als »Hundertguldenblatt« bekannt, stellt Rembrandt van Rijn den predigenden Jesus dar. Die Hauptthemen von Matthäus 19 sind zu einer einzigen unvergleichbaren Szene ohne ältere ikonographische Vorbilder zusammengestellt. Eine Menschenschar unterschiedlichen Alters, Geschlechts und Standes umlagert den Heiland. Niemand aus der

Menge schaut ihn direkt an, keiner liest die Worte von seinen Lippen ab und dennoch füllt die Stimme – wahrhaft Fleisch geworden – körperhaft den Raum. Es scheint, als ergreife jeder der Anwesenden einen Zipfel vom Atemmantel des Gottessohnes. »Manche Winde sind wie ein Sohn«, dichtete Rainer Maria Rilke. Der Direktor des Metropolitan Museums in New York, wo die Graphik aufgehängt ist, hat denn auch erklärt, daß dieses Bild zutreffend »The Voice« heißen sollte.

Eine figürliche Darstellungsweise des akustischen Vorgangs bevorzugt auch Edvard Munch (1863–1944). Dazu liegen mehrere Versionen vor. Auf einem Ölgemälde mit dem Titel »Stemmen« (Die Stimme) steht eine junge Frau vor einem kräftig farbigen Hintergrund mit schwer deutbaren Konturen. Man meint schlanke Baumstämme am Rande eines mondbeschienenen Sees zu erkennen. Unklar bleibt, ob die weibliche Person im Vordergrund Stimmen hört oder ob sie sich anschickt, dem Betrachter etwas zuzurufen. – Nahezu schmerzerregend expressiv dagegen die Lithographie »Der Schrei«. Es ist das replizierte Motiv eines zuvor entstandenen Ölbildes. Der sperrangelweit aufgerissene, ellipsoid verformte Mund der die Bildfläche beherrschenden Gestalt scheint eine Gedichtzeile von Baudelaire herauszupressen: »Denn in mir ist ein Schrei von Grauen ...«

Wie er selbst den Schrei gesehen hat, beschreibt Munch in einer Randbemerkung zu einer Vorstudie: »Ich ging spazieren mit zwei Freunden. Da sank die Sonne. Auf einmal war der Himmel rot wie Blut und ich fühlte einen Hauch von Wehmut. Ich stand still und lehnte mich an das Geländer. Über dem blauschwarzen Fjord und über der Stadt lag der Himmel wie Blut und wie Feuerzungen. Meine Freunde gingen weiter, und ich stand allein, bebend vor Angst. Mir war als ging ein mächtiges, unendliches Geschrei durch die Natur.«

Schrei und Schrecken vermischen sich auch in den Papstbildern des frühen Francis Bacon zu einer unheimlichen Botschaft. Der Künstler kommentiert: »Ich war immer ganz fasziniert von den Mundbewegungen ... Ich mag sozusagen das Glitzern und die Farbe, die aus dem Mund kommt. Als ich den Papst schreiend darstellte, gelang es mir nicht so, wie ich wollte. Ich hatte mir davor sehr schöne, handcolorierte Bücher über Mundkrankheiten gekauft und als ich den Papst schreien ließ, wollte ich es nicht in der Art, wie ich es schließlich machte. Ich wollte, daß der Mund, mit dem Reiz der Farbe und was sonst noch, aussehen sollte wie ein Sonnenuntergang oder etwas Ähnliches von Monet«. (Und ist es nicht in der Tat so, daß wir in die Stimmungslandschaften des großen Impressionisten eintreten wie in den Mund der Natur? Er male, wie ein Vogel singt, lautet eine aufschlußreiche Bemerkung Monets.)

Francis Bacon, der in London die Schrecken der Luftbombardements durchlebte, nachdem er zuvor schon als Kind während des Bürgerkrieges in Irland in einer Atmosphäre ständiger Bedrohung aufwuchs, hat seine Eindrücke von Tod und Zerstörung auch in dem Triptychon »Drei Studien zu Figuren am Fuße einer Kreuzigung« verarbeitet. Ähnlich wie auf den Papstkonterfeien öffnet sich auf der rechten Tafel ein mit gefletschten Zähnen vor Schmerz brüllender Mund. Eindringlicher, aber auch brutaler können sich Verzweiflung und Leiden nicht äußern. Stimme reduziert sich bei diesen Darstellungen als Ausfluß animalischer Triebhaftigkeit. Dem Mund, einem Ort intimster Begegnung, einem Sexsymbol, entströmt ein vergifteter Atem.

Hier ist daran zu erinnern, daß aufgesperrte Münder aus zerstückelten Menschen- und Tierleibern auf dem berühmten Gemälde »Guernica« (1937) von Pablo Picasso ihre kreatürliche Angst und Not herausstoßen, wo der in der rechten oberen Bildhälfte plazierte Pferdekopf die Qual am heftigsten zu erleiden scheint.

Wie geschönt dagegen wirkt der verhaltene Schrei des von Schlangen eingepreßten, mit dem Tode ringenden Laokoon, was Lessing auf den ästhetischen Sinn der Griechen zurückführt, den Schmerzausdruck nicht zu überziehen, vielmehr der Einbildungskraft des Betrachters freien Raum zu gewähren. Schopenhauer hat diese feinsinnige Kunstauffassung aus seiner pessimistischen Sicht heraus kritisiert. So sieht auch unsere gegenwärtige leidensgeprüfte Einstellung in dem Notschrei des schlangenumzüngelten Medusenhauptes von Carravaggio ein wahrhaftigeres Spiegelbild der conditio humana.

Einer, der die Gefahren, Versuchungen und Zerstörungstendenzen unseres Daseins kennt und dennoch nicht aufschreit, sich ihrer auf diffizilere Weise bemächtigt, ist Paul Klee. Allenfalls wird er in den Spätwerken, schon von der sein Schaffen hemmenden Krankheit geschlagen, etwas lautstärker. Paul Klee, ähnlich wie Kandinsky im Musikalischen wie Malerischen gleichermaßen begabt, ist in seiner verspielten Heiterkeit, deren Melodie Noten tiefen Ernstes beigegeben sind, Mozart verwandt, den er hoch verehrte. Sein unserem Thema angemessenstes Werk »Die Zwitschermaschine«, eine mit offenen Schnäbeln hüpfende Vogelschar, läßt schon in der Titelgebung Frohsinn und tiefere Bedeutung erkennen. Ist es zu kühn, sich unter diesem Bild eine Partygesellschaft vorzustellen, die fortwährend Nichtssagendes daherschwätzt und allein durch den Stimmenklang in helles Entzücken zueinander gerät?

Plauderndes Vergnügen kehrt sich in dem Gemälde »Kreuztragung« von Hieronymus Bosch in ein grausiges Hecheln um. Während die Richter und Schergen nach dem Schuldspruch selbstgerecht die Lippen verkneifen und der zum Opfer ergebene Jesus Augen und Mund in meditativer Erwartung des himmlischen Heils geschlossen hält, keift um ihn herum das Stimmengewirr der Schaulustigen, die ihre Begierde auf ein prächtiges Hinrichtungsspektakulum nicht verbergen können. Mitdabeizusein verdrängt jedes Gefühl des Mitleidens. Man zischelt eine mit untergründiger Angst gemischte Befriedigung darüber herbei, daß man selbst verschont geblieben ist, daß es einen anderen getroffen hat. Ein zeitloses Höllengemälde menschlicher Schwäche.

Man möchte es bedauern, daß Leonardo da Vinci, der für das Lächeln einen so hintergründigen Ausdruck gefunden hat und der uns an die 200 anatomische Zeichungen des Halses und Kehlorgans hinterlassen hat, die Klangerfahrung Stimme nicht visualisierte. Dem genialen Künstler wäre es wohl am ehesten gelungen, uns das Hörbare vor Augen zu bringen. Denn nach dem, was wir bisher beschreiben konnten, ist der Transformation in das jeweils andere Medium eine Grenze gesetzt. Wir können das, was wir hören, verlebendigen durch Momentaufnahmen von Mundbewegungen, wobei in vollendeten Oeuvres die Augen das Mitspracherecht haben. Die stimmliche Äußerung kann sich aber auch in Form einer Übertragungsleitung und in Schriftbändern niederschlagen.

Beispielhaft dafür ist das um Vierzehnhundert entstandene Tympanon am Nordportal der Marienkapelle in Würzburg, wo das Ereignis der Verkündung durch einen Schlauch verdeutlicht wird, der, vom Munde Gottvaters ausgehend, in das Ohr Mariens hineinführt. Ähnlich wie Raffael eine Allegorie auf die Beredsamkeit zeichnete: Herkules sitzt in der Mitte eines Zuhörerkreises, von seinen Lippen spinnen sich Sprechfäden um die Ohren der Lauschenden.

Das wird wieder aufgegriffen mit der Verwendung von Sprechblasen – bekanntlich Ausdruckselemente der Comics, die bereits Anfang des 19. Jahrhunderts in der englischen Karikatur auftauchen und analog zu den laienhaft verfertigten Votivbildern an den Kirchenwänden (Danksagungen für Errettung aus Not und Krankheit) die Stimme auf Spruchbändern zu Wort kommen lassen.

Auch die Moderne verzichtet bei ihren bildlichen Darstellungen nicht auf eingeblendete Stimmäußerungen. Der Begriff Pop-art ist ja nicht nur mit populärer Kunst übersetzbar.

Pop bedeutet ebenso »Knall«. Und die dadaistischen wie futuristischen Aktionen, der Fluxus, die Environments und Happenings, die konkrete und visuelle Poesie wollten gesehen und gehört werden. Die Worte werden zu Bildern, die Bilder beginnen zu sprechen.

Um die Verwischung der Grenzen zwischen den Künsten, um die Freilegung des »Urgrundes der Kunst«, wie es Kandinsky für die Verschmelzung von Musik und Malerei angestrebt hatte, ging es den Dadaisten. Der Maler wandte sich der Dichtkunst zu und der Dichter der Malerei, Sprache wurde eine wichtige persönliche und kollektive Erfahrung des Künstlers. So wie der Dadaismus eine grundsätzliche Revolte gegen die Kunst und Literatur überhaupt bezweckte, sollten die Zwänge der Logik und Syntax durchbrochen werden, um Verse ohne Wörter und Lautgedichte zu kreieren.

Schon der Name »Dada« ist bezeichnend. Im Deutschen eine unsinnige Silbendoppelung, die übrigens mit dreifacher Wiederholung in einem gängigen Hit jüngst aufgegriffen wurde, erinnert er auch an die Stammellaute von Kleinkindern. Der Gründer der Dada-Künstlergruppe, Hugo Ball, ein Freund von Kandinsky und Klee, der 1915 nach Zürich übersiedelt war, sagt zur Namensgebung: »Dada heißt im Rumänischen Ja, ja; im Französischen Hotto- und Steckenpferd. Für Deutsche ist es ein Signum alberner Naivität und zeugungsfroher Verbundenheit mit dem Kinderwagen.« Dem steht ein Satz von Gauguin nahe: »Oft bin ich weit zurückgegangen, weiter als zu den Pferden des Parthenon bis zum Dada meiner Kindheit, dem guten Holzpferdchen.«

Es ist aufschlußreich, daß die Dadaisten, darin den Romantikern verwandt, bei ihrer Anrufung des Elementaren und Ursprünglichen auf früheste Lautäußerungen von Menschen zurückgreifen. Das durch den Impuls eines Konsonanten sich öffnende »a« kann als ein Versuch gewertet werden, die Ursprungswelt wieder aufzuschließen, die »Blaue Blume« unter dem Asphalt zu suchen.

Es würde unser Thema überstrapazieren, wenn wir dieser sicher nicht uninteressanten Spur, die uns geradenwegs zum Surrealismus lenken würde, nachgingen. Für uns ist wesentlich, den Bezug zum Stimmlichen aufzudecken. Worauf es dabei ankam, formuliert Hugo Ball so: »Hat man nämlich einmal erkannt, daß das Wort die erste Regierung war, so führt dies zu einem fluktuierenden Stil, der die Dingworte vermeidet und der Konzentration ausweicht. Die einzelnen Satzteile, ja die einzelnen Vokabeln und Laute erhalten ihre Autonomie zurück.«

Das drückte sich bei den Rezitationen der Laut- oder Klanggedichte darin aus, daß sich der Sprechduktus an den Reaktionen der Zuhörer orientierte, was, verstärkt durch das mehr oder weniger zufällige Silbengemengsel der Verse, jeder gewöhnlichen Sinngebung entgegensprach. Hinzu kam, daß Geräusche vielfältiger Art den Mitteilungscharakter der Botschaft aufhoben. Fauchen, Knurren, Schnalzen, Klicken, Schmatzen, Brummen vermischten sich zu einem Orchestrion von Urlauten, ganz im Sinne der Kulturdurchbrechung und Wiederentdeckung des Ursprünglichen.

Zur Veranschaulichung sei hier ein Lautgedicht von Hugo Ball ausgewählt, bei dessen Geburt der Humor sicher Beistand gab, das aber durchaus ernsthaft verstanden sein will. Verstanden allerdings nicht über semantisches, sondern über assoziatives Nachvollziehen, was, durch hinweisende Titulaturen der Gedichte und optische Darstellungsweise angeregt, das phonetische Rohmaterial zu einem tiefergründenden Sinnblock zusammenfügt.

gadji beri bimba
glandridi lauli lonni cadori
gadjanna bim beri glassala
glandridi glassala tuffm i zimbrabim
blassa galassasa tuffm i zimbrabim

In den spontan geäußerten, von Versen Apollinaires beeinflußten sogenannten »Simultangedichten« der Dadaisten war die Stimme als Material zur rhythmisch-musikalischen Untermalung stärker einbezogen, die gesprochene Sprache in eine Art collagierten Sprechens überführend.

Die Einbeziehung von Sprache ins Bild, vom Bild in den Text war gleichfalls das Anliegen Kurt Schwitters. Mit seiner Merzkunst, dem Dadaismus verwandt, ging er eigene Wege, die er so beschreibt: »Mein Ziel ist das Merzgesamtkunstwerk, das alle Kunstarten zusammenfaßt zur künstlerischen Einheit. Zunächst habe ich einzelne Kunstarten miteinander vermählt. Ich habe Gedichte aus Worten und Sätzen so zusammengeklebt, daß die Anordnung rhythmisch eine Zeichnung ergibt. Ich habe umgekehrt Bilder und Zeichnungen geklebt, auf denen Sätze gelesen werden sollen ... Dies geschah, um die Grenzen der Kunst zu verwischen.«

Schwitters knüpft an Traditionen der Nonsens-Poesie an, wie wir sie bei Morgenstern und Schramm finden. Der einzelne Buchstabe gewinnt für ihn Bedeutung: »Das konsequente Gedicht wertet Buchstaben und Buchstabengruppen gegeneinander.« 1920 veröffentlichte er ein langes Gedicht »Anna Blume«, eine Parodie sentimentaler deutscher Lieder, durcheinandergemengt mit Sprichwörtern, absonderlichen Zitaten, Briefstellen, alles nach Art einer Collage, wie sie zum Credo der Merzkunst gehörte. Schwitters »komponierte« auch eine »Ursonate«. Ein Experiment, mittels der menschlichen Stimme eine primitive Sprache zu kreieren. Mit dieser »i-Kunst« war das Minimum aller Äußerungsformen angestrebt. Ein Beispiel aus »Anna Blume«:

> Du
> Meine Singe ist leer.
> Schreien gähnt,
> Schreien weitet,
> Brüllt gähnen weitet.

Beim Rückblick auf unsere bisherigen Betrachtungen ist auffallend, welche Rolle dem Schrei als Gefühlsentladung und Ursprungslaut beigemessen wird. Zweifellos ist Schreien ein vitaler Ausbruch, wie er sich beispielsweise im Geburts- und Hilfeschrei entlädt. Auch Aggressivität, Wut, Verzweiflung bedienen sich des explosiven Atemstoßes. Der Hinweis auf die bei Neurosen angewendete Urschrei-Therapie läßt vermuten, daß es sich dabei um die Freisetzung existenzbedrohender angestauter Energien von selbstzerstörerischer Wirkung handelt.

Die künstlerische Gestaltung dieses Urphänomens pflanzt sich über die Jahrhunderte hinweg bis in unsere Zeit hinein fort. Paradigmatisch dafür stehen die Schockbilder des Wiener Künstlers Gottfried Helnwein, der sich nach eigener Aussage dem »Ehrlichen, Häßlichen und Schrecklichen« verpflichtet fühlt. In seiner fotorealistischen Selbstdarstellung aus dem Jahre 1981 schreit er uns, in der Expressivität des Ausdrucks den Bildern Francis Bacons ähnlich, sein Entsetzen ungehemmt entgegen. Daß es sich um einen Akt der äußersten Verzweiflung handelt, unterstreichen die in beide Augen eingreifenden chirurgischen Wundhaken und der um den Hirnschädel geklebte Kopfverband. Blind für die blaue Himmelstönung des Hintergrundes läßt der qualvolle Schrei alle Hoffnung fahren.

Besonders erfindungs- und man darf sagen: listenreich mit Stimm- und Schallelementen umzugehen wußte Joseph Beuys. Er installierte nicht nur defekte Klaviere, Tonkassetten und flimmernde Fernsehkästen – man konnte ihn selbst in seinen Performance-Darbietungen hören: atmend, röchelnd, hustend, zischend, pfeifend, seufzend, bellend, röhrend – Stimme im Urzustand. Er nannte dies ganz im Sinne seines erweiterten Kunstbegriffes: akustische Plastik oder Hör-Plastik. Die Rezeption des Stimmlich-Klanglichen, der »plastischen Lautwerdung« nach Beuys, vollzieht sich auf zwei Wegen: Der Künstler lauscht in sich hinein, um für sein Schaffen vieltönige Anregungen zu empfangen – das Geschaffene wiederum antwortet ihm mit sprechenden Konturen und farbigen Zungen: Es schreit, es ruft, es flüstert – und es schweigt auch.

Georg Karl Pfahler hat über seine Werke geäußert, daß sie eine Antwort auf den Raum geben, ihn auch kritisieren, wörtlich: »Das sind Ruf-Bilder!«

Von einer inneren Tönung als Anstoß zur Kreativität berichtet Alexej von Jawlensky in seinem Brief an den Maler-Mönch Pater Verkade unter dem Datum vom 12. Juni 1938: »Ich fing nun an, einen neuen Weg in der Kunst zu suchen. Es war eine große Arbeit. Ich verstand, daß ich nicht malen mußte, was ich sah, sogar nicht das, was ich fühlte, sondern nur das, was in mir, in meiner Seele lebte. Bildlich gesagt ist es so: Ich fühlte in mir, in meiner Brust, eine Orgel und die mußte ich zum Tönen bringen und die Natur, die vor mir war, soufflierte mir nur. Und das war ein Schlüssel, der diese Orgel aufschloß und zum Hören brachte.«

Constant Nieuwenhuis, um dessen künstlerisches Bekenntnis sich nach dem Ende des Zweiten Weltkrieges verschiedene experimentierende Gruppen versammelten, die ihrer Kunstbewegung nach den drei Hauptstädten ihrer Heimatländer den Namen COBRA (COpenhagen, BRüssel, Amsterdam) gaben – Nieuwenhuis hebt die Eigensprache des Kunstwerkes hervor: »Sein Wert hängt ab von der schöpferischen Leistung des Beobachters, der wiederum stimuliert wird von den Suggestionen, die das Kunstwerk erweckt. Ein Gemälde ist nicht ein Bauwerk aus Farben und Linien, sondern ein Tier, eine Nacht, ein Schrei, ein Mensch oder dies alles zusammen.«

Verwandten Sinnes hatte sich schon früher der Fauvist Georg Rouault über die Malerei geäußert: »... ein Schrei in der Nacht, ein verhaltenes Schluchzen, ein ersticktes Lächeln.« Und Emil Nolde sucht wie van Gogh nicht ästhetische Schönheit, sondern vielstimmigen Ausdruck: »Farben in ihrem Eigenleben, weinend und lachend, Traum und Glück, heiß und heilig wie Liebeslieder und Erotik, wie Gesänge und herrliche Choräle.«

Welche stimulierende Kraft den bildenden Künstlern aus der Erfahrung der Lauthaftigkeit, der tönenden Bilder, zuströmte, offenbart das Lebensresümee Joseph Beuys' bei seinem letzten öffentlichen Auftritt 1985 in den Münchner Kammerspielen im Rahmen der Veranstaltungsreihe »Reden über das eigene Land«:

»Mein Weg ging durch die Sprache, so sonderbar es ist, er ging nicht von der sogenannten bildnerischen Begabung aus ... ließ mich entscheiden für eine Kunst, die mich zu einem Begriff des Plastischen geführt hat, der im Sprechen und Denken beginnt, der im Sprechen erlernt, Begriffe zu bilden, die das Fühlen und das Wollen in die Form bringen können und bringen werden. Wenn ich also streng dabeibleibe, werden sich mir die zukunftsweisenden Bilder zeigen und die Begriffe bilden.«

Wenn in diesem Bekenntnis von der handelnden Sprache, vom Sprechakt, die Rede ist, so wollen wir uns in Erinnerung rufen, was an vielen Stellen unserer Ausführungen zum Tragen kommt, gewissermaßen das Credo dieser Schrift ist, und was wir in Anlehnung an Beuys' Vorstellungen so formulieren möchten: Der Sprachinhalt erfährt im stimmplastischen Ausdruck Form, Farbe, Verlebendigung. Die Stimme übt im übertragenden Sinne der Alten eine Hebammenkunst aus: Ein Gespräch wird geboren.

Den nach allgemeinem Verständnis vom Niveau her gesehen niedriger anzusetzenden partnerschaftlichen Austausch, die *Konversation*, symbolisiert der belgische Surrealist Paul Delvaux, bekannt durch seine in fahlen Stimmungen wandelnden nackten oder weiß gewandeten Mädchengestalten, mit einer Gruppe dreier einander zugewandter Skelette; es enthüllt die knöcherne Leblosigkeit konventioneller Gesprächsformen. Beklemmender noch René Magritte: Mit dem Absurden auf du und du schachtelt er auf seinem Gemälde »Die Kunst der Konversation« riesige zu Buchstaben zusammengefügte Felsbrocken ineinander und aufeinander. Ein Turmbau zu Babel im Zeitalter der Kommunikation, dessen Dimensionen das eigentlich Menschliche zu erdrücken scheinen, wie es die winzigen, verloren wirkenden Figuren vor dem Letternmassiv suggerieren lassen.

Eine phänomenologische Betrachtung bliebe unvollständig, wenn nicht ihrer hintersinnigen, auf ganz andere Weise beredten, scheinbar paradoxen Ausdrucksmöglichkeit gedacht würde – des Schweigens.

Odilon Redon hat 1911 das Ende allen Redens, das Schweigegebot, überzeugend in traditioneller Weise mit Öl und Gips auf Papier gebracht: ein gesammeltes Antlitz, dessen Mund zwei Finger geschlossen halten.

Ganz anders die Darstellung des Mitbegründers der konkreten Poesie, Eugen Gomringer. Der erste Blick läßt an eine übliche Lyrikstrophe denken, wenn eben nicht der weiße Fleck im Wörterviereck das Auge in Bann schlagen würde, es gleichsam – synästhetisch gesehen – verstummen läßt:

schweigen	schweigen	schweigen
schweigen	schweigen	schweigen
schweigen		schweigen
schweigen	schweigen	schweigen
schweigen	schweigen	schweigen

Schweigen ruht in uns wie ein klarer stiller See, auf dessen Grunde sich die Wörter versammeln, die im alltäglichen Umgang zu bedeutungsschwer und konfliktbeladen geworden sind, als daß sie sich an der Oberfläche noch hätten halten können. Im Schweigen, so sagt man, redet die Seele. In der Fülle des Schweigens wurzelt die Kunst.

Stimme in der Literatur

> Die Sprachen leben wie Pflanzen,
> aber die Laute gehören, wie die Erde,
> in der sie wurzeln, zum Urstoff
> der Welt.
>
> Ernst Jünger

Am Anfang stand das Reden, nicht das Schreiben. Im historischen Gang geht die Redekultur der Schriftkultur voraus. Die großen Mythen der Völker wurden mündlich überliefert, bevor man sie auf Steintafeln oder Papyrusrollen dauerhaft für die Nachwelt fixierte. Noch heute heißt es bei von unserer Kultur noch nicht vereinnahmten kolumbianischen Indianern: »Wir haben kein Papier – unsere Schrift ist die Stimme.«

Wer, älteren Datums geboren, erinnert sich nicht an den Zauber und Schauder zugleich, wenn eine erzählkundige Großmutter Märchen und Sagen lebendig auferstehen ließ. Oder wenn auf Fahrten der Jugendbewegung abends im dunklen Zelt Gespenstergeschichten erzählt wurden. Nur schemenhaft waren die Konturen des vortragenden Gegenübers auszumachen, aber die dräuende Stimme kleidete sich in finstere Gestalten, unheimliche Begebenheiten kamen auf einen zu, die den Atem stocken ließen.

Der Chor geschichtenträchtiger Stimmen hat sich heutzutage weitgehend ins Papier geflüchtet. Die Flut der Veröffentlichungen macht es schwer, die echten von den unechten zu unterscheiden. Schwieriger noch ist es, im geschriebenen Text die Essenz des Stimmlichen aufzuspüren. Denn: Er oder sie sprach, redete, berichtete, betonte, fragte, antwortete, erwiderte, entgegnete – sind schließlich nur stumme Versatzstücke in den Erzählwerken. Anders als in der bildenden Kunst, wo Klangerlebnisse aus verwandter

Beziehung des öfteren ins Malerische und Plastische umgesetzt werden, sind literarische Umschreibungen von Tongestalten und Stimmausdruck seltener aufzufinden oder gehen in der Fülle der Publikationen als ornamentale Ausschmückungen verloren.

Dies ruft eine Kritik Nietzsches aus »Jenseits von Gut und Böse« auf den Plan: »Welche Marter sind deutsch geschriebene Bücher für den, der das dritte Ohr hat! Wie unwillig steht er neben dem langsam sich drehenden Sumpfe von Klängen ohne Klang, von Rhythmen ohne Tanz, welcher bei Deutschen ein Buch genannt wird, ... daß man über die rhythmisch entscheidenden Silben nicht im Zweifel sein darf, daß man die Berechnung der allzu strengen Symmetrie als gewollt und als Reiz fühlt, daß man jedem staccato, jedem rubato ein feines geduldiges Ohr hinhält, daß man den Sinn in der Folge der Vokale und Diphthonge rät und wie zart und reich sie in ihrem Hintereinander sich färben und umfärben können ... wer unter bücherlesenden Deutschen ist gutwillig genug, solchergestalt Pflichten und Forderungen anzuerkennen und auf soviel Kunst und Absicht in der Sprache hinzuhorchen?«

Daß sich die Dadaisten über die »Resurrektion« der Sprache im spontanen Sprechakt Gedanken gemacht und in der Praxis vorgeführt haben, darüber war schon zu lesen. Noch einmal sei als Kronzeuge Hugo Ball zitiert:

»Wir suchen der isolierten Vokabel die Fülle einer Beschwörung, die Glut eines Gestirns zu verleihen. Und seltsam: die magisch erfüllte Vokabel beschwor und gebar einen neuen Satz, der von keinerlei konventionellem Sinn bedingt und gebunden war. An hundert Gedanken zugleich anstreifend, ohne sie namhaft zu machen, ließ dieser Satz das urtümlich spielende, aber versunkene, irrationale Wesen des Hörers erklingen; weckte und bestärkte er die untersten Schichten der Erinnerung. Unsere Versuche streifen Gebiete der Philosophie und des Lebens, von denen sich unsere ach so vernünftige, altkluge Umgebung kaum etwas träumen ließ.«

Ein Schriftsteller, der sich dem Vokalischen, dem Lauthaften im Sinne Nietzsches feinohrig zugewendet hat, ist Ernst Jünger, umstritten im eigenen Lande, in Frankreich, wo der Leitspruch Buffons' Geltung hat: »L'homme, c'est le style!«, hochgeschätzt. Es sollte nicht verwundern, daß ein bedeutender Stilist die Lautstrukturen analysiert, ohne ihre poetische Substanz, ihren geistigen Urgrund, aufzulösen. Schon in dem Prosastück »Der Fischhändler« aus dem »Abenteuerlichen Herz« wird dies transparent:

»Die Straßen lagen still im Mittagslicht; nur in der Ferne hörte ich einen heiteren, oft wiederholten Ruf, und mich befiel die Laune, ihm nachzugehen ... Ich ging dicht hinter ihm her, ohne daß er mich sah, und erfreute mich an seinem herrlichen, vokalischen Ruf. Er rief ein mir unbekanntes, portugiesisches Wort – vielleicht den Namen für die Fische, die er trug. Es schien mir aber, als ob er dem noch ganz leise etwas hinzufügte, und daher trat ich so dicht hinter ihn, daß ich wie sein Schatten war. In der Tat hörte ich nun, daß er, sowie er seinen weithin schallenden Ruf beendet hatte, noch flüsternd etwas vor sich hinmurmelte – vielleicht ein hungriges Stoßgebet oder einen erschöpften Fluch. Denn niemand trat aus den Häusern heraus, und kein Fenster öffnete sich. So schritten wir lange durch die heißen Gassen dahin, um Fische auszubieten, die am Mittag niemand verlangte. Und lange hörte ich seinen beiden Stimmen zu, dem lauthin tönenden, üppig werbenden Ruf und dem leisen, verzweifelten Selbstgespräch. So folgte ich ihm mit einer lauschenden Gier, denn ich spürte wohl, daß es hier nicht mehr um die Fische ging, sondern daß ich auf dieser verlorenen Insel den Gesang des Menschen hörte – zugleich sein laut sich brüstendes und sein flüsterndes, flehendes Lied.«

Einzigartig wird in diesen Zeilen mit der Beschreibung von Lautgebärden eines einzelnen das Sisyphosdasein des Menschen zu Gehör gebracht.

Eindringlicher noch geht Ernst Jünger in seinem Essay »Lob der Vokale« deren Ausdeutung, Gewichtung und Funktion anhand großer Dichtung nach:

»Aber nicht nur der Schmerz besitzt seine Lautsprache, sondern die Leidenschaft überhaupt. Liebe, Haß, Wut, Entsetzen, das Geschlecht, der Triumph des Sieges, die Klage des Untergangs, die hohe Begeisterung – sie alle haben ihre Laute, deren Kenntnis und Anwendung uns auf natürliche oder übernatürliche Weise durch Geburt gegeben ist. Sie alle umschließen nicht nur die Wortsprache, sondern dringen auch in sie ein. Wie oft erstaunt man, wenn man die großen Reden liest, die die Geschichte uns überliefert hat und die die Hörer so unwiderstehlich begeisterten, über die völlige Nichtigkeit ihrer Inhalte. Freilich nimmt man, indem man das Verklungene liest, nur die ausgebrannte Hülse wahr, nicht aber das Feuerwerk der politischen Leidenschaft. Bei allen wesentlichen Begegnungen zwischen Menschen horchen wir durch die Wortbedeutung auf die reine Lautbedeutung hindurch. Wir erkennen den Feind besser an seiner Stimme als an dem, was er sagt. Aus diesem Grunde ist es schwieriger, in einem dunklen Zimmer zu lügen als in einem beleuchteten ... Das Opfer erkennt seinen Mörder bereits in dem Augenblick, in dem er es in ein Gespräch zu verwickeln sucht, und die Stimme, die uns das Todesurteil spricht, unterscheidet sich von allen anderen. In engen Wohnvierteln der großen Städte wird man zuweilen Zeuge jener Steigerung, mit der der reine Wortstreit sich zu ungezügelten Ausbrüchen des Hasses entflammt, und das Lautbild, das man so empfängt, gehört zu den Symbolen menschlicher Unzulänglichkeit. Unterschiede, die in der Sprache der Diplomaten so lautlos wie der Gang von Katzenpfoten sind, setzen sich auf anderen Ebenen im Jubel der Angreifer und im Geschrei der Sterbenden fort.«

Nach Jünger zerstört der große Schmerz nicht nur die Eigenart des Betroffenen, sondern auch die Besonderheiten seiner Stimme: Die Konsonanten werden verbrannt, der Ausdruck höchsten Schmerzes ist vokalischer Natur. So wie Hamann, der Magus des Nordens, das »H« als das Symbol und den Hauch des Geistes angesehen hatte und Jacob Grimm den Vokalen insgesamt einen weiblichen, den Konsonanten einen männlichen Grund beilegte, so schrieb auch Jünger den Lautzeichen Merkmale und Eigenschaften zu. Er charakterisierte das Veränderliche und Mannigfaltige der Konsonanten bei mehr beharrenden Selbstlauten am Beispiel der Verse aus dem Goetheschen »Hochzeitslied«:

»Da pisperts und knisterts und flisterts und schwirrt«
oder »Nun dappelts und rappelts und klapperts im Saal.«

Das »A« wird als der eigentlich väterliche Laut vorgestellt, im Ausruf kündet es den höchsten Grad der Bewunderung an. Das »O«, von Poe in seiner »Philosophie der Komposition« als der klangvollste Laut bezeichnet, ist das Zeichen der Verwunderung, auch der Verehrung, während das »E« vor allem in seiner unbetonten Form eher bescheiden, unauffällig daherkommt. Schwieriger ist das »I« zu deuten, wenngleich es in der Formel: Ich liebe dich – eindringende Kräfte besitzt. Das »U« ist der gewichtigste Vokal, der Tiefe und Geheimnis birgt, in den Worten »Wurzel« und »Urgrund« tritt dies zutage.

Dies alles sind selbstverständlich Deutungen, die isoliert betrachtet von den Spannungsverhältnissen, die zwischen den Vokalen bestehen, nur wenig verraten. Die Stellung zu- und miteinander aber verleiht dem Ausdruck erst das besondere Timbre.

Am ehesten läßt sich aus den Lachlauten eine Gefühlsskala aufstellen. Das breite, behäbige »Ha ha ha« deutet auf Gemütlichkeit. Dem Lachstaccato auf »O« ist schon eine Prise zurückhaltender Zustimmung beigegeben, wogegen das »E« und erst recht das »I« ins Spöttische, ja Hämische ausarten; vokalverzerrend schließlich das sardonische, bittere Lachen.

Man mag dieser Vokalaufschlüsselung mit Skepsis begegnen, sie als subjektiv abtun. Doch ist nicht zu leugnen, daß unsere Beziehungen durch diese die tägliche Kommunikation untermalenden vokalischen Tönungen und konsonantischen Zäsursetzungen gefördert, gefestigt oder anderenfalls zerbrochen werden.

Das erweist sich augenfällig bei Lauten aus einer fremden Sprache, wo das Wortverständnis wegfällt. In dem Erzählband »Die Stimmen von Marrakesch« von Elias Canetti ist viel die Rede von Ereignissen, Bildern und Lauten, deren Sinn erst in einem *entsteht*; die durch Worte weder aufgenommen noch beschnitten wurden; die jenseits von Worten, tiefer und mehrdeutiger sind als diese. Ein fremdländischer Ruf regte Canetti zu tieferschürfenden Gedankengängen an. In der Erzählung »Der Unsichtbare« schildert er:

»In der Dämmerung ging ich auf den großen Platz in der Mitte der Stadt, und was ich da suchte, waren nicht seine Buntheit und Lebendigkeit, die waren mir wohl vertraut, ich suchte ein kleines, braunes Bündel am Boden, das nicht einmal aus einer Stimme, das aus einem einzigen Laut bestand. Es war ein tiefes, langgezogenes, surrendes »ä-ä-ä-ä-ä-ä-ä-ä«. Es nahm nicht ab, es nahm nicht zu, aber es hörte nie auf, und hinter all den tausendfältigen Rufen und Schreien des Platzes war es immer vernehmbar ... Schon aus der Ferne horchte ich darauf ... Ich horchte begierig und ängstlich und dann erreichte ich immer einen Punkt auf meinem Weg, genau an derselben Stelle, wo ich es plötzlich hörte, wie das Surren eines Insekts: »ä-ä-ä-ä-ä-ä-ä-ä« ... Ich hatte nie den Mund gesehen, dem das »Ä-ä-ä-ä-ä« entstammte; nie das Auge; nie die Wange; keinen Teil des Gesichts. Ich hätte nicht sagen können, ob dieses Gesicht das eines Blinden war oder ob es sah. Der braune, schmutzige Stoff war wie eine Kapuze ganz über den Kopf heruntergezogen und hielt alles verdeckt. Ich fühlte mich manchmal versucht, mit einem Finger ganz sacht an die braune Kapuze zu rühren – das mußte es bemerken und vielleicht besaß es einen zweiten Laut, mit dem es darauf erwidert hätte ... Der Sinn seines Rufes blieb mir so dunkel wie sein ganzes Dasein. Ich sah nie, daß es Münzen aufhob, die man ihm hinwarf. Vielleicht besaß es keine Arme, um nach den Münzen zu greifen. Vielleicht besaß es keine Zunge, um das »l« in »Allah« zu formen, und der Name Gottes verkürzte sich ihm zu: »ä-ä-ä-ä-ä« Aber es lebte, und mit einem Fleiß und einer Beharrlichkeit ohnegleichen sagte es seinen einzigen Laut, der alle anderen Laute überlebte.«

Eine Stimmenbeschreibung ganz anderer Art liegt von Victor Klemperer vor. Für sein Buch über die Sprache des Dritten Reiches, aus dem wir bereits zitiert haben, wählte er als Leitwort einen Ausspruch Franz Rosenzweigs: »Sprache ist mehr als Blut.« Unser Interesse erregt der Stilvergleich zwischen den beiden zur damaligen Zeit berühmtesten, heute würden wir sagen, berüchtigsten Rednern:

»Die Romanen unterscheiden scharf zwischen dem Oratorischen und dem Rhetorischen. Orator ist ihnen der ehrliche Mann, der durch sein Wort zu überzeugen sucht, der sich, redlich um Klarheit bemüht, an beides, an Herz und Vernunft seiner Hörer wendet ... Solche großen Oratoren sind auch der deutschen Sprache gegeben, so Luther und Schiller. Für das anrüchig Rednerische hat man im Westen den Sonderausdruck rhetorisch; der Rhetor – das geht auf die Sophistik der Griechen und auf ihre Verfallszeit zurück – ist der Sprüchemacher, der Umnebler des Verstandes. Gehört Mussolini zu den Oratoren oder den Rhetoren seines Volkes? Sicherlich hat er dem Rhetor nähergestanden als dem Orator, und im Lauf seiner unseligen Entwicklung ist er schließlich dem Rhetorischen ganz und gar verfallen. – Vier Monate nach Mussolini hörte ich zum erstenmal Hitlers Stimme. Der Rahmenvergleich mit Mussolinis Neapeler Rede (›Popolo di Napoli!‹) war für mich gegeben trotz der Unsichtbarkeit und Entferntheit des Führers. Denn vor der angestrahlten Hotelfront am Dresdener Hauptbahnhof, von der aus ein Lautsprecher die Rede übermittelte, drängte sich eine leidenschaftliche Menschenmenge, auf den Balkons standen SA-Leute mit großen Hakenkreuzfahnen und vom Bismarckplatz her näherte sich ein Fackelzug. Von der Rede selbst vernahm ich nur Bruchstücke, eigentlich mehr Klänge als Sätze. Und doch hatte ich damals schon genau den gleichen Eindruck, der sich mir bis zuletzt immer wiederholt hat. Welch ein Unterschied dem Vorbild Mussolinis gegenüber! Der Duce, sosehr man die körperliche Anstrengung spürte, mit der er Energien in seine Sätze preßte, mit der er Beherrschung der Menge zu seinen Füßen anstrebte, der Duce schwamm doch immer im klingenden Strom seiner Muttersprache, überließ sich ihr bei allem Herrschaftsanspruch, war, auch wo er vom Oratorischen zum Rhetorischen abglitt, Redner ohne Verzerrtheit, ohne Krampf. Hitler dagegen, er mochte salbungsvoll oder höhnisch daherkommen – die beiden Tonarten, zwischen denen er immer zu wechseln liebte –, Hitler sprach, vielmehr schrie immer krampfhaft. Man kann auch in stärkster Erregung eine gewisse Würde und innere Ruhe bewahren, eine Selbstgewißheit, ein Gefühl der Einigkeit mit sich und seiner Gemeinde. Das hat Hitler, dem bewußten, dem ausschließlichen, dem prinzipiellen Rhetor, von Anfang an gefehlt. Selbst im Triumph war er ungewiß, überbrüllte er Gegner und gegnerische Ideen. Nie war Gleichmut, nie Musikalität in seiner Stimme, in der Rhythmik seiner Sätze, immer nur ein rohes Aufpeitschen der anderen und seiner selbst. Die Entwicklung, die er durchgemacht hat, ging nur, besonders in den Kriegsjahren, vom Hetzer zum Gehetzten, vom krampfhaften Eifern über Wut und ohnmächtige Wut zur Verzweiflung. Nie habe ich von mir aus verstanden, wie er mit seiner unmelodischen und überschrienen Stimme, mit seinen grob, oft undeutsch gefügten Sätzen, mit der offenkundigen, dem deutschen Sprachcharakter völlig konträren Rhetorik seiner Reden die Masse gewinnen und auf entsetzlich lange Dauer fesseln und in Unterjochung halten konnte. Denn man schreibe noch so vieles aufs Konto des Weiterwirkens einer einmal vorhandenen Suggestion, und noch so vieles auf das Wirken skrupelloser Tyrannei und zitternder Angst, so bleibt doch die ungeheure Tatsache, daß sich die Suggestion bilden und bei Millionen durch alle Schrecken bis zum letzten Augenblick andauern konnte.«

Man liest es mit Erschütterung, wenn Klemperer von seiner Begegnung mit einem Münchner jüdischen Kaufmann kurz vor Ende des Krieges berichtet. Dieser Jude, der ebenfalls überlebt hat, entgegnete auf die tröstende Bemerkung: »Kopf hoch, es dauert nicht mehr lange!« – »Lassen Sie Hitler hier eine einzige Rede halten, und alle gehören ihm wieder, alle! Ich habe ihn im Anfang, als ihn in Norddeutschland überhaupt noch niemand kannte, wiederholt in München sprechen hören. Niemand hat ihm widerstanden. Ich auch nicht. Man kann ihm nicht widerstehen!«

Den raffiniert gestalteten Kontrast zu den aufpeitschenden Redeexzessen bildete das mystische Stimmengeraune der Helden-Gedenkfeiern, wo im Dunkel der Nacht unter Fackelschein der Name des aufgerufenen Toten wie eine Quasi-Wiederauferstehung über den weiten Platz hallte.

Man muß sich ins Gedächtnis rufen, daß kurze Zeit zuvor Kurt Tucholsky seine »Ratschläge für einen guten Redner« verfaßt hatte: »Tatsachen, oder Appell an das Gefühl, Schleuder oder Harfe« – und empfahl, keine Effekte zu suchen, die nicht im eigenen Wesen begründet liegen.

Viel früher noch wies Hamlet den Schauspielern an, was sich jeder »zu Munde« führen sollte, der den Drang zum öffentlichen Auftritt in sich spürt, sei es auf der politischen, wirtschaftlichen oder wissenschaftlichen Bühne:

»Seid so gut und haltet die Rede, wie ich sie euch vorsagte, leicht von der Zunge weg; aber wenn Ihr den Mund so voll nehmt, wie viele unsrer Schauspieler, so möchte ich meine Verse ebenso gern von dem Ausrufer hören. Sägt auch nicht zu viel mit den Händen durch die Luft, sondern behandelt alles gelinde! Denn mitten in dem Strom, Sturm und, wie ich sagen mag, Wirbelwind Eurer Leidenschaft müßt Ihr Euch eine Mäßigung zu eigen machen, die ihr Geschmeidigkeit gibt. Oh, es ärgert mich in der Seele, wenn solch ein handfester haarbuschiger Geselle eine Leidenschaft in Fetzen, in rechte Lumpen zerreißt, um den Gründlingen im Parterre in die Ohren zu donnern, die meistens von nichts wissen, als verworrnen stummen Pantomimen und Lärm. Ich möchte solch einen Kerl für sein Bramarbasieren prügeln lassen; es übertyrannt den Tyrannen ... Oh, es gibt Schauspieler, die habe ich spielen sehn und von anderen preisen hören und das höchlich, die, gelinde zu sprechen, weder den Ton noch den Gang von Christen, Heiden oder Menschen hatten, und so stolzierten und blökten, daß ich glaubte, irgendein Handlanger der Natur hätte Menschen gemacht, und sie wären ihm nicht geraten ...«

Worauf Shakespeares kritische Bemerkungen zielen und welche Wirkung eine stimmige Klanggestalt hervorzurufen weiß, ist einem kurzen Passus aus Thomas Manns »Tonio Kröger« zu entnehmen: »... er hörte, wie sie ein Wort, ein gleichgültiges Wort, auf eine gewisse Art betonte, wobei ein warmes Klingen in ihrer Stimme war, und ein Entzücken ergriff sein Herz.«

Stimme als pathologisches Phänomen hat E. T. A. Hoffmann mit seiner Novelle »Das Sanctus« in die Literatur eingeführt. Er schildert darin eine junge Sängerin, die bei erhaltenem Sprechvermögen die Fähigkeit zum Singen verloren hat. Ein Fall, den man im medizinischen Fachschrifttum als partielle funktionelle Aphonie oder Phonophobie (Stimmscheu) einordnen würde.

Arthur Schnitzler, Arzt und Schriftsteller, Sohn eines berühmten Wiener Laryngologen, hat in seinen medizinischen Aufsätzen ähnliche Fälle ausführlich abgehandelt und ihre Therapie durch Hypnose und Suggestion vorgestellt.

Um heilendes Bemühen bei einer gestörten Stimme geht es auch

Martin Walser in seinem Roman »Brief an Lord Liszt«: »Seine Kräche mit Hilde waren schon wegen ihrer Stimmendifferenz ziemlich grausame Ereignisse. Hildes vor Härte leuchtenden Schreie, sein krächzendes Keifen. Die Nachbarn mußten ihren Streit für einen wilden Monolog Hildes mit komischen Pausen halten. Er ging ins Haus zurück. Warum sollte er nicht, bevor er nach Bodnegg hinausfuhr, seine Stimmübungen machen? Ein Tag ohne Übung, ein toter Tag: hatte seine Stimmtherapeutin mit der Kraft ihrer eigenen waldtaltiefen Wunderstimme ihm ins Bewußtsein gehext. Er nahm den ›Kleinen Hey‹ vor, schlug Seite 59 auf und artikulierte, sich, Sieg, sichern ... Zehn Minuten lang. Dann noch zehn Minuten die ›Atemwurfübungen‹ nach Fernau-Horn hoft hopt hokt ... Seine Stimme besserte sich. Er mußte nur interessiert sein daran. Er war interessiert.«

Prosatexte bescheiden sich im allgemeinen mit der mehr oder weniger geglückten Beschreibung stimmlicher Äußerungen. Das Wort ist hier nicht vorrangig dem Klang, sondern der Bedeutung verpflichtet, in die Klangwelt vorstoßende literarische Experimente bleiben eine Ausnahme. Anders im Gedicht, in der Lyrik, wo es – wie man es auszudrücken versuchte – zu einer Vermählung des weiblichen Lautes mit dem männlichen Wort kommt.

Vorreiter in der Einführung der Musikalität in die Verse war Paul Verlaine, Stimmungen und Eindrücke besetzen die Mitteilungsfunktion der Sprache.

Von den zahlreichen Beispielen, wo ein poetisches Wort den stimmungsgemäßen Laut gebiert und der Laut das Wort zum Leuchten bringt, seien einige angeführt. In äußerster Konzentration drückt dies einer der großen Poeten unseres Jahrhunderts aus, Gottfried Benn, der es trotz zeitweiliger persönlicher Verstrickung verstanden hat, den poetischen Stil der Moderne zu treffen:

> Ein Wort, ein Satz – : aus Chiffren steigen
> erkanntes Leben, jäher Sinn,
> die Sonne steht, die Sphären schweigen
> und alles ballt sich zu ihm hin.

Ein Wort – ein Glanz, ein Flug, ein Feuer,
ein Flammenwurf, ein Sternenstrich
und wieder Dunkel, ungeheuer,
im leeren Raum um Welt und Ich.

In einem anderen Gedicht geht er den Spuren und den Vergeblichkeiten menschlicher Anrufe angesichts des schweigenden, vom Menschenschicksal ungerührten Gottes nach:

Dann gliederten sich die Laute,
erst war nur Chaos und Schrei,
fremde Sprachen, uralte,
vergangene Stimmen dabei.

Die eine sagte: gelitten,
die zweite sagte: geweint,
die dritte: keine Bitten
nützen, der Gott verneint.

Eine gellende: in Räuschen
aus Kraut, aus Säften, aus Wein –:
vergessen, vergessen, täuschen
dich selbst und jeden, der dein.

Eine andere: keine Zeichen,
keine Weisung und kein Sinn –
im Wechsel Blüten und Leichen
und Geier drüber hin.

Eine andere: Müdigkeiten,
eine Schwäche ohne Maß –
und nur laute Hunde, die streiten,
erhalten Knochen und Fraß.

Doch dann in zögernder Wende
und die Stimmen hielten sich an,
sprach eine: ich sehe am Ende
einen großen schweigenden Mann.

Der weiß, daß keine Bitten
jemals ein Gott erscheint,
er hat es ausgelitten,
er weiß, der Gott verneint.

Er sieht den Menschen vergehen
im Raub- und Rassenraum,
er läßt die Welt geschehen
und bildet seinen Traum.

Ist das Wort für Gottfried Benn eine einsame, verlorene Metapher zwischen Welt und Ich, so tritt bei Johannes Bobrowski die soziale Komponente in den Vordergrund, mündet die Sprache im Du:

Der Baum
größer als die Nacht
mit dem Atem über Talseen
mit dem Geflüster über
die Stille

Die Steine
unter dem Fuß
die leuchtenden Adern
lange im Staub
für ewig

Sprache
abgehetzt
mit dem müden Mund
auf dem endlosen Weg
zum Hause des Nachbarn

Bei Hesse ist die dichterische und malerische Doppelbegabung herauszulesen:

O daß es Farben gibt:
Blau, Gelb, Weiß, Rot und Grün!
O daß es Töne gibt:
Sopran, Baß, Horn, Oboe!
O daß es Sprache gibt: Vokabeln, Verse, Reime,
Zärtlichkeiten des Anklangs,
Märsche und Tänze der Syntax!
Wer ihre Spiele spielte,
Wer ihre Zauber schmeckte
Ihm blüht die Welt,
Ihm lacht sie und weist ihm
Ihr Herz, ihren Sinn.

Was du liebtest und erstrebtest,
Was du träumtest und erlebtest,
Ist dir noch gewiß,
Ob es Wonne oder Leid war?
Gis und As, Es oder Dis –
Sind dem Ohr sie unterscheidbar?

»Der Hauch des Mundes«, so hatte es Herder ausgedrückt, »wird zum Gemälde der Welt«. Der Atem, der uns das Leben schenkt und zugleich eine luftige und doch so tragfähige Brücke zum Nächsten baut, ist nicht selten ein bevorzugter Gestaltungsstoff in der Lyrik. Anscheinend regt gerade das Unsichtbare und Flüchtige im besonderen Maße die poetische Phantasie an. Allen voran ein Gedicht von Goethe:

Im Atemholen sind zweierlei Gnaden
die Luft einziehen, sich ihrer entladen
jenes bedrängt, dieses erfrischt,
so wunderlich ist das Leben gemischt.
Du, danke Gott, wenn er dich preßt
und dank ihm, wenn Er dich wieder entläßt.

Hört man bei diesen Versen die naturwissenschaftliche Bildung und physiologische Kenntnis heraus, so erweitert sich in dem folgenden Gedicht von Rainer Maria Rilke aus den »Sonetten an Orpheus« der Atemvorgang ins Kosmische, durchströmt und verbindet als ein unsichtbares Band alles Lebendige:

Atem, du unsichtbares Gedicht!
Immerfort um das eigne
Sein rein eingetauschter Weltraum. Gegengewicht,
in dem ich mich rhythmisch ereigne.

Einzige Welle, deren
allmähliches Meer ich bin;
sparsamstes du von allen möglichen Meeren, –
Raumgewinn.

Wieviele von diesen Stellen der Räume waren schon
innen in mir. Manche Winde
sind wie ein Sohn.

Erkennst du mich, Luft, du, voll noch einst meiniger Orte?
Du, einmal glatte Rinde
Rundung und Blatt meiner Worte.

Hymnisch kommt es unter dem Titel »Lächeln Atmen Schreiten« bei Franz Werfel daher:

Lausche du, horche du, höre!
In der Nacht ist der Einklang des Atems los,
Der Atem, die Eintracht des Busens groß.
Atem schwebt
Über Feindschaft finsterer Chöre.
Atem ist Wesen vom höchsten Hauch.
Nicht der Wind, der sich taucht
In Weid, Wald und Strauch,
Nicht das Wehn, vor dem die Blätter sich drehn …
Gottes Hauch wird im Atem der Menschen geboren.
Aus den Lippen, den schweren,
Verhangen, dunkel, unsterblichen Toren,
Fährt Gottes Hauch, die Welt zu bekehren.
Auf dem Windmeer des Atems hebt an,
Die Segel zu brüsten im Rausche,
Der unendlichen Worte nächtlich beladener Kahn.
Horche du, höre du, lausche!

Erfrischend schlicht, mit einer gehörigen Prise Humor und nicht ohne Tiefsinn, – Christian Morgenstern:

Die Luft war einst dem Sterben nah.
»Hilf mir, mein himmlischer Papa,«
so rief sie mit sehr trübem Blick,
»ich werde dünn, ich werde dick;
du weißt ja sonst für alles Rat –
schick mich auf Reisen, in ein Bad,
auch saure Milch wird gern empfohlen; –
wenn nicht – laß ich den Teufel holen!«

Der Herr sich scheuend vor Blamage,
erfand für sie die – Tonmassage.
Es gibt seitdem die Welt, die – schreit.
Wobei die Luft famos gedeiht.

Nüchtern, die Atmungsbewegungen in minimierte Form einfangend geriert sich das »atemgedicht« von Gerhard Rühm:

h (einatmen)
h (ausatmen)
h (einatmen)
h (ausatmen)

h (einatmen)
h (ausatmen)

h (einatmen)
h (ausatmen)
h (einatmen und den atem gespannt anhalten)

Hier gewinnt man den Eindruck, daß sich die Atmung auf einen explosiven Ausbruch hin verdichtet und lautgeschwängerte Halluzinationen freisetzt, von denen das Gedicht »Der Schrei« von Garcia Lorca, angeregt durch das gleichnamige Bild von Edvard Munch, kündet:

Eines Schreis Ellipse
geht von Berg
zu Berg
Und wird vom Ölhain an
ein schwarzer Regenbogen
auf der azurnen Nacht.
Ay!
Wie ein Violenbogen
hat lange Windessaiten
der Schrei erschwingen machen.
Ay!
(Aus ihren Höhlen leuchten
die Leute mit dem Öllicht.)
Ay!

Wenn der Schmerz in die Dimension des Leidens gerät, wo die Schreie ersticken, da fallen auch die Worte schwer wie Bleigewichte nieder, müssen mühsam immer wieder von neuem angehoben werden, um den Fluß grauenhafter Erinnerungen weiter zu befördern.

Gerade so trug Paul Celan seine Gedichte vor: in einem beschwörenden Sprechgestus; sank die Stimme nieder, hob er sie wieder in die Höhe, drängend aber nicht hastig:

> Kam, kam.
> Kam ein Wort, kam,
> kam durch die Nacht,
> wollt leuchten, wollt leuchten.

Ein einziges Wort macht sich auf die verzweifelte Suche nach Hoffnung. – Darum beschwört Nelly Sachs die

> Völker der Erde,
> zerstöret nicht das Weltall der Worte,
> zerschneidet nicht mit den Messern des Hasses
> den Laut, der mit dem Atem zugleich geboren wurde.

Und sie erspürt hinter der geschäftigen Atemhektik der Menschen ihre flehende Hilflosigkeit:

> Diese Jahrtausende
> geblasen vom Atem
> immer um ein zorniges Hauptwort kreisend
> aus dem Bienenkorb der Sonne
> stechende Sekunden
> kriegerische Angreifer
> geheime Folterer
>
> Niemals eine Atempause wie in Ur
> da ein Kindervolk an den weißen Bändern zog
> mit dem Mond Schlafball zu spielen –
>
> Auf der Straße mit Windeseile
> läuft die Frau
> Medizin zu holen für das kranke Kind
>
> Vokale und Konsonanten
> schreien in allen Sprachen:
> Hilfe!

Wie unter der Allgewalt der Naturstimmen ein aus Verzweiflung geborener Hilferuf zum Verstummen gebracht wird, zeigt uns am tragischen Schicksal des Dr. Steiner Federico Fellini in seinem Filmklassiker »La dolce vita«. In einer Gruppe von Freunden läßt Dr. Steiner Tonaufnahmen von Naturgeräuschen abspielen: Donner, Meeresbrandung, Vogelgezwitscher. Doch das nostalgische Erleben inmitten einer Atomwelt, Erinnerungen an die Schöpfungstage, läßt die Angst vor unausweichlicher Zerstörung nur umso höher steigen. Die Mitleidlosigkeit und Grausamkeit der Natur entlarvt menschliche Nähe, Zuneigung und Zärtlichkeit als pure sinnlose Heuchelei. Die gefahrdräuenden Stimmen der Umwelt bringen die eigene Stimme zum Schweigen. Aber es ist kein reflektierendes, es ist ein tödliches Schweigen, in das Dr. Steiner mit seinen beiden Kindern versinkt. Es ist die atheistische Konsequenz einer echolosen Stille im Lärmgetöse der Welt, dem der Gläubige sein Gebet entgegensetzt:

Ein Psalm, vorzuschweigen

Es heißt:
der Herr hat geredet
einstmals
vor Zeiten.
Es muß lange her sein.
Seitdem reden viele,
reden alle.
Berge von Geschwätz sind aufgehäuft,
an den Ufern der Redeströme
vermodern belanglose Worte.
Wiesen mit spärlicher Konversation
bewächst die Langeweile.
Bäche voller Geplauder
bringen keine Erfrischung.
Der Wind der Meinungen
treibt die Saat der Sätze davon.
Dürre herrscht auf den Feldern der Sprache.
Aufschießt das Unkraut der Parolen.
Gerüchte umschlingen die Wahrheit.
Die Lüge erblüht – eine fleischfressende Pflanze.
Boshafte Nieswurz gedeiht,

banale Alltagsflechte,
Kriechgewächs
aus dem Hohlhandgeflüster
von Zuträgern und Ängstlichen.
Wer redet noch
von Verschmutzung der Umwelt
und erstickt nicht
am Unrat der eigenen Kehle,
verstopft vom Schlamm
trivialer Gespräche,
verklebt im Bodensatz
seichter Debatten.
Menschen verhungern
lebendigen Leibes
am Wort Gottes

Herr rede!

Lassen wir dieses Kapitel menschlicher Aufschwünge und Abstürze versöhnlich mit einer Idylle ausklingen, die der Biedermeierzeit entstammen könnte, und doch viel früher von einem tiefgründigen Kenner unserer Seelen und Schicksale verfaßt wurde – William Shakespeare. Er schildert im unausbleiblichen körperlichen auch den stimmlichen Verfall:

Das sechste Alter
macht, den besockten hagern Pantalon,
Brill auf der Nase, Beutel an der Seite;
die jugendliche Hose, wohl geschont,
'ne Welt zu weit für die verschrumpften Lenden;
die tiefe Männerstimme, umgewandelt
zum kindischen Diskante, pfeift und quäkt
in feinem Ton. Der letzte Akt, mit dem
die seltsam wechselnde Geschichte schließt,
ist zweite Kindheit, gänzliches Vergessen,
ohn' Augen, ohne Zahn, Geschmack und alles.

Stimmen im Tierreich

Zwischen dem deutlichsten Liebes-, Zornes- oder Warnruf eines Tieres und dem belanglosesten Menschenwort liegt ein ganzer Schöpfungstag.

Susanne Langer

In Selma Lagerlöfs Erzählung »Die wunderbare Reise des kleinen Nils Holgersson mit den Wildgänsen« steht zu lesen: »... da sie nicht imstande waren, sich ganz still zu verhalten, ließen sie unaufhörlich im Takt mit ihren Flügelschlägen ihren gewöhnlichen Lockruf ertönen: Wo bist du? Hier bin ich!« – Der berühmte Verhaltensforscher Konrad Lorenz spricht der Dichterin dieses Passus wegen eine »geniale Einfühlung« zu. Er selbst gesteht den Stimmfühlungslauten – dem Tuchfühlungnehmen der Artgenossen miteinander – einen »fragenden« Charakter zu. Andere Ethologen mochten nicht so weit gehen und bezweifelten, daß im Kommunikationssystem der Tiere eine interrogative, also bereits höher entwickelte sprachliche Funktion walte.

Damit ist die alte Streitfrage angesprochen, ob die sogenannte »Tiersprache« der Vollsprache des Menschen entspreche und ob sich die menschliche Sprache im Sinne der Kontinuitätstheorie von den einfachen Kommunikationsformen der Tiere herleite. Das Problem ist bis heute ungelöst und läßt sich vielleicht auch nicht lösen, wie schon an anderer Stelle eingestanden. Das liegt mit daran, daß wir bei den Deutungen tierischer Lautäußerungen in eine Zwickmühle geraten. Wir übertragen die eigenen Befindlichkeitszustände, Erregungsmomente und Handlungsmotivationen auf eine Spezies, von der wir nur Mutmaßungen anstellen können, was uns nicht selten zu anthropomorphisierenden Aussagen verführt und bestenfalls im Metaphorischen Zuflucht finden läßt. Das schließt nicht aus, daß wir uns durch scharfsinnige Naturbeobachtungen und in Laborversuchen ein umfassendes Bild der tierischen Verständigungsmodalitäten verschaffen können, es sollte uns aber warnen, überspannte Schlußfolgerungen zu ziehen. Unstrittig ist, daß bestimmte Tiere die gleichen morphologisch-motorischen Erzeugungsmittel, wie sie die Menschensprache erfordert, besitzen: Atmung, Stimmlippeninnervation und nervale Zuleitungen zum Ansatzrohr und zur Mundhöhle. Doch scheinen sich die tierischen Äußerungen auf Schlüsselreiz und Auslösemechanismus zu beschränken. Wenn wir demnach eine Gleichsetzung mit dem menschlichen Signalbegriff, dem eine diffizilere Ansprache hinsichtlich der Kontaktaufnahme und Handlungsaufforderung innewohnt, in Frage stellen, so gilt dies umso mehr für das Symbolverständnis als Voraussetzung höherer sprachlicher Leistungen. Wir werden auf diesen speziellen Punkt bei der Besprechung des Kommunikationssystems der Affen zurückkommen. Ein hervorstechendes Merkmal der menschlichen Sprache sind schließlich die in ihrer Struktur und Funktion vorherrschenden Prinzipien der Produktivität, die in dieser geistigen Qualität bei tierischen Kommunikationsformen nicht nachweisbar sind. Im Grundsätzlichen ändert sich daran nichts, wenn zugestanden werden muß, daß manche Vogelarten ihr Leben lang neue Melodiefolgen in ihr Repertoire einbauen, andererseits bestimmte Vogelrufe eine erstaunliche phonetische Invarianz beinhalten. Auch die Artikulation ist kein Sonderereignis der menschlichen Rede. Tierlaute wie der Hahnenruf und der des Kuckucks, um nur diese zu nennen, sind gut artikulierte Tonfolgen. Der entscheidende Unterschied zwischen Menschen- und Tiersprache liegt aber nicht im physiologisch-morphologischen Äußeren, er weist sich in der Verfeinerung und Kompliziertheit der neuronalen Strukturen aus.

Herder äußerte 1772 zu der Frage: Haben Tiere eine Sprache?, daß aus ihren Tönen der Empfindungen nur dann Sprache werde, wenn ein Verstand dazu kommt, diesen Ton mit Absicht zu gebrauchen.

Der Ort des Anstoßes und der Handlungsumsetzung einer Motivation, das neurobiologische Substrat der Sprache, sind nun aber nicht spezifische anatomische Strukturen, wie sie sich auch bei höher entwickelten Tieren nachweisen lassen, sondern der Modus von Funktionen. So schreibt Lenneberg: »Für das Vermögen des Spracherwerbs ist nicht der eine oder andere Teil des Gehirns verantwortlich, sondern die Art und Weise, wie diese Teile zusammenarbeiten.« Hierin offenbart sich das »Geheimnis« der Kreativität und Produktivität der menschlichen Sprache. Lenneberg fügt hinzu: »Es widerspricht nicht einer biologischen Betrachtungsweise, Sprache als ein einzigartiges Verhalten im Tierreich anzusehen, sowohl der Verlauf der Evolution als auch genetische Mechanismen lassen eine solche Einzigartigkeit erwarten.«

Auch bei Ploog bestehen Zweifel hinsichtlich der Kontinuität: »Ob die im Bereich der Zoosemiotik (Zeichenkunde im Tierreich) gefundenen Prinzipien der Kommunikation notwendige Voraussetzungen für die Entstehung der menschlichen Sprache sind, bleibt vorläufig umstritten.« Er räumt jedoch ein: »Zoosemiotik ist aber wesentlich für die menschliche nichtverbale Kommunikation.« Das bringt uns auf unser Thema – die Tierstimme – zurück.

Der Sprachforscher Kainz sieht gegenüber der Menschenstimme Funktionsunterschiede: »In der Sprache der Menschen tritt das Lautphysiognomische ebenso wie die Gesamtheit des Onomatopoetischen und Lautmetaphorischen hinter dem konventionell Zeichenhaften zurück und bestreitet nur einen winzigen Teil der mit der Sprache zu erzielenden Wirkungen, wogegen in den Kommunikationsmitteln der Tiere das Lautphysiognomische mit semantischen Aufgaben befrachtet ist.«

Diese Einschätzung ist nur bedingt zu übernehmen, insofern wir der »Lautmalerei« im menschlichen Kommunikationsverhalten, nach allem, was bisher zu deren Bestätigung vorgetragen wurde, ein größeres Gewicht zubilligen. Nach unserer Meinung ist der Mensch in seinem Mitteilungsbestreben tiefer in die urtümlichen Schallmuster eingebunden, als es rein linguistisch-systemische Untersuchungen zu Tage fördern. Man kann sich Tembrock im Hinblick auf den Ursprung der Menschensprache anschließen:

»Die Laute waren zunächst Epiphänomene, Begleitphänomene von Bewegungsabläufen oder physiologischen Vorgängen wie der Atmung. Und da die Tiere nun auch ihre eigenen Geräusche hören konnten, nachdem sie schon andere zu hören hatten als Anzeichen von Gefahr und Nahrung, haben sie diese Eigengeräusche bewertet. Dabei konnte es sein, daß vielleicht die einen oder anderen positiv bewertet wurden, und damit einen Selektionsdruck im Sinne der Weiterentwicklung dieser Geräusche gefördert haben.« Hinzuzufügen bleibt in diesem Zusammenhang die Dominanz der Schmerzlaute, was die These stützen würde, daß Schmerz (und auch Wut) die ersten Anlässe zu Lautäußerungen boten.

Mitteilungen an den Partner und Kundgaben aktueller Befindlichkeiten, die von den Verhaltensforschern als soziale Auslöser oder Signale verstanden werden, entäußern sich im Tierreich auf vielfältige Weise: durch Bewegungsformen, Haltungseinstellungen, Berührungsrituale, Farb- und Musterwandlungen, Duftverbreitungen und Ton- und Klanggestaltungen. Die zuletzt genannte Übermittlungsform ist die verbreitetste, markanteste und uns empathisch erregendste.

Eine klanglose Welt ist wohl vorstellbar und durch die Raumfahrt im Kosmos erfahrbar, aber es wäre eine unheimliche, wesenlose Welt. Man simuliere einmal ein frühmorgendliches Erwachen, wo keine Vogelstimmen mehr zu hören sind, kein Hundegebell, kein Katzenmiauen, und die sangesfreudige Nachbarin stumm bliebe – Motorengebrumm und Techniklärm würde uns nur umso schmerzlicher ins Ohr hämmern, daß wir uns dem Ende aller Tage nähern, dort wo alles in eisiger Stille einstmals begonnen hat. Die vertraute Stimmenwelt ist ein unersetzbarer Teil unseres Daseingefühls.

Der akustischen Biokommunikation, stammesgeschichtlich jünger als die optische (beide können sich kombinieren), steht ein vielseitiges Instrumentarium zwecks Lauterzeugung zur Verfügung. Tembrock weist darauf hin, daß die Wahrscheinlichkeit zur Entstehung einer echten, also funktionellen Lautproduktion stark mit der allgemeinen Bewegungsfähigkeit (»Raumbeherrschung«) verbunden ist. Zu den Geräusche hervorrufenden Prinzipien zählen: Muskelverkürzungen, Skelettbewegungen, Atemexkursionen (insbesondere Luftröhre, Luftsäcke, Lungen nebst obere Atemwege), Turgorveränderungen (Flüssigkeitsbinnendruck in Hohlräumen und Geweben), Substratkontakte (Berührungsgeräusch), Reibung und Turbulenzen in gasförmigen (Luft) und flüssigen Medien (Wasser).

Muskelgeräusche lassen sich bei Fluginsekten wie Bienen und Fliegen nachweisen. Sie dienen als Stimmfühlungslaute dazu, im Schwarmverhalten, so bei Mücken, bestimmte Raummuster aufrechtzuerhalten.

Das Verdienst, die kommunikativen Verhaltensweisen bei niederen Lebewesen einer breiten Öffentlichkeit zugänglich und interessant gemacht zu haben, gebührt Karl von Frisch. Mit seiner »Sprache der Bienen« hat er, so wie Konrad Lorenz mit seinen Studien über die Graugänse, die Ethologie außerordentlich angeregt und befruchtet. Zuvor hatte man sich eher mit den akustischen Verständigungsarten beschäftigt: situationsspezifische Töne wie der Schwarmton ausfliegender oder der Stechton gereizter Bienen, der schnarrende »Hunger«ton und das behagliche Summen nach einem guten Trachttag. Man fand sogar heraus, daß der Flugton einer erfolgreichen Sammlerin um einen ganzen Ton höher lag als der der weniger begünstigten Gefährtin.

Das ist sicher für den Imker wichtig, für die Bienen aber, denen vermutlich das Hörorgan fehlt, ohne kommunikative Bedeutung. Für diese Insekten ist das motorisch-taktile Moment relevant. Mittels Tanzformationen – Werbetanz, Rundtanz, Schwänzeltanz – werden Auskünfte darüber erteilt, daß es etwas gibt, wo und wieviel, wobei sich die Bienen auf ihren Flügen nach der Sonne, einer Art von Ersatzkompaß, orientieren. Zweifellos besitzt diese Insektenart ein hochentwickeltes Kommunikationssystem, eine Zeichensprache, wie wir sie etwa auch als Winkbewegungen mit der Schere bei Krabben am Meeresstrand und als Lichtsignale der Leuchtkäfer kennen. Zeichen können auch als Duftstoffe (Pheromone) gesetzt werden, so bei den Schmetterlingen als Sexuallockstoffe oder im Dienste der Abwehr und des Angriffs; sie sind uns ebenso als Markierungsstoffe von unseren Haustieren her vertraut.

Vielseitiger und weit verbreitet im Tierreich sind bioakustische Phänomene. Heuschrecken, Zikaden u.a. verständigen sich untereinander durch Schallzeichen, wie es auch gemäß ihrer stammesgeschichtlichen Entwicklungsstufe mit unterschiedlichen Klangerzeugungsmechanismen die Klapperschlange, der Frosch und die Nachtigall tun. Beschränken sich die chorischen Monologe des Ochsenfrosches auf den Ausfluß eines gesteigerten Lebensgefühls oder auf Signallaute, um die Weibchen anzulocken, so ist das Spektrum der akustischen Zielfunktionen bei den Wirbeltieren deutlich erweitert und betrifft Distanz, Geschlecht, Alter, Dominanz, Subdominanz, Rangordnung und auch die besondere Rolle in der Tiersozietät, so als Leit- oder Wachtier.

Nach Tembrock wirkt sich bei Säugetieren über die emotional gefärbte Phonation die Gruppenposition aus. Starkes Überwiegen tiefer Frequenzen ist ranghohen Individuen zugeteilt; ein breites Frequenzspektrum mit höchster Amplitude weist der Lauteinsatz im Verteidigungsfalle aus; das Überwiegen hoher Frequenzen bei unterlegenem Status und Erhöhung der Periodizitätsfrequenz im subdominanten Status sowie bei wachsender Erregung.

Unser thematisch eingegrenztes Unterfangen verlöre die Übersicht, wenn wir die Vielfalt der Schalläußerungen und Unterschiedlichkeit ihrer Produktionsweisen in extenso aufzeigen würden. Aus diesem Grunde begnügen wir uns mit Anmerkungen zum Vogelgesang, der unser Gemüt am eindringlichsten berührt, werfen einen Blick auf die Stridulationslautung der Insektenfamilie und beschließen unsere Betrachtung mit dem Kommunikationssystem der uns am nächsten stehenden Tiergattung, den Affen.

»Stille«, so hat es der Dichter Erich Fried niedergeschrieben, »Stille ist das nicht vorhandene Zwitschern der Vögel.« Ein Zeugnis dafür, wie tief sich der Gesang der Vögel in die Akustik unserer Seele eingenistet hat. Und selbst im Vogelflug sieht Tertullian ein Gleichnis unserer transzendenten Hingabe: »Sieh, die Vögel, wenn sie sich aus dem Nest erheben und, himmelwärts strebend, anstelle der Hände die Flügel ausbreiten, sagen sie nicht etwas, was einem Gebet nahekommt!«

Man hat einmal gesagt, es gäbe zwei musikalische Rassen auf der

Welt – die Vögel und die Menschen. Wenn wir vordergründig das Vogellied als eine arterhaltende Leistung bei der Revierabgrenzung, beim Anlocken des Weibchens und als vokale Einschüchterungsgeste gegenüber dem Nebenbuhler einstufen, dann müssen wir sogleich eine Bemerkung Konrad Lorenz' danebenstellen: »Wir wissen aber auch, daß das Vogellied seine höchste Vollendung und seine höchste Differenzierung dort erreicht, wo es diese Funktion gerade nicht hat. Ein Blaukehlchen, eine Schama, eine Amsel singen ihre kunstvollsten Lieder dann, wenn sie in ganz mäßiger Erregung ›dichtend‹ vor sich hinsingen. Wenn das Lied funktional wird, wenn der Vogel einen Gegner ansingt, gehen alle höheren Feinheiten verloren.« – Und gilt dies nicht gleichermaßen für den Kunstgesang beim Menschen, daß er »dichtend« in ausgeglichener Seelenlage seine höchste Vollendung erreicht!

Aber so wie der Einsatz der menschlichen Stimme zuvörderst pragmatische Zwecke erfüllt, sind auch die Vogelrufe auf Arterhaltung und Schutzfunktion hin angelegt. Konrad Lorenz hat dies bei Verhaltensstudien von Graugänsen eingehend beobachtet. Wir finden bei ihnen ein recht umfangreiches Vokabularium von Kontakt-, Warn- und Entwarnungslauten sowie als Stimmfühlungslaut das bekannte leise und forsche Gänseschnattern; auch ein Flugintentionslaut: Flieg mit! ist herauszuhören. Lorenz notiert dazu: »Bei Graugänsen besteht der Warnruf in einem einzelnen ›gang‹ oder ›rang‹. Auf diesen heiser und nasal klingenden Laut, der sich durch die Art seiner Hervorbringung deutlich von den Stimmfühlungs- und sonstigen Lauten unterscheidet, fahren alle Köpfe sichernd in die Höhe und das Stimmfühlungsgackern schweigt schlagartig. Erklingt dieser Ton lauter, so geraten die erwachsenen Gänse in Abflugstimmung.«

Wie differenziert die akustischen Signale im Dienste des Sexualverhaltens stehen, ließ sich daran erkennen, daß sich Graugänse selbst in der großen Anzahl von Tieren beim Zug noch individuell an den Stimmen heraushörten und damit den engeren Zusammenhalt sicherten. Es ist im übrigen nicht ungewöhnlich, daß Vögel duettieren, Männchen und Weibchen gemeinsam oder wechelseitig antwortend singen oder rufen. Aus der unterschiedlichen Gestaltung bei schönem oder schlechtem Wetter läßt sich schließen, daß sich auch bei diesem »Doppelkonzert« ein gesteigertes Lebensgefühl kundgibt.

Was das Erlernen des Gesanges angeht, heißt es bei Huber, daß der Vogel bei gleichzeitigem Angebot von Gesängen verschiedener Art den artgleichen lernt und speichert, für den er offenbar angeborenermaßen eine Präferenz besitzt. Bei vielen Vogelarten gibt es eine auf die frühe Jugend beschränkte sensible Periode für Gesangslernen, was man bekanntlich in der Verhaltensforschung als Prägung bezeichnet. Bei anderen wiederum wird der Gesang nur zu Teilen angeboren, der Melodienreichtum erst später erlernt. Bestimmte Vogelarten vervollständigen ihr Repertoire lebenslang.

Als ein zweckfreies Spiel ohne Kontaktintention ist die Sprachimitation, als »Spotten« bezeichnet, bei Papageien, Rabenvögeln, Staren und Spottdrosseln zu werten. Reproduziert werden Sprachgebilde und Umweltgeräusche. Erstaunlich ist dabei, wie exakt phonatorisch-artikulatorisch die Vorbilder nachgeahmt werden. Daß auch ein langes Gedächtnis für Worte besteht, davon gibt Konrad Lorenz ein Beispiel. Sein Amazonenpapagei wurde durch den Schornsteinfeger in Schrecken versetzt. Als er den Gefürchteten wieder kommen sah, flog er mit dem Ruf: Der Rauchfangkehrer kommt! vom Dach. Er äußerte diesen Satz in der Stimme und Sprechweise der Köchin, von der er ihn gehört haben mußte, was aber nicht öfter als zwei- oder dreimal geschehen war, dazu jeweils in Abständen von Monaten.

Der stimmerzeugende Apparat bei Vögeln ist die Syrinx. Im Unterschied zum komplizierter aufgebauten Larynx der Wirbeltiere befindet sich dieses Schallorgan, tiefer gelegen, im Bereich der Luftröhrengabelung. Die Syrinx besteht aus dünnen, zwischen Knorpelhalbringen gelegenen Membranen und elastischen Polstern. Durch sieben bis neun die Einstellung der Membranen verändernde Muskelpaare bilden sich beim Ausatmen schwingfähige Doppelzungen, die den Ton hervorbringen. Die Ausformung der Laute geschieht im darüberliegenden Ansatzrohr. Der die Syrinx umspannende Luftsack erfüllt die Funktion eines Resonanzkörpers und Luftreservoires, das den Vogel befähigt, eine ganze Strophe in einem Atemzuge zu singen. Durch Verkürzen der Luftröhre steigt die Tonhöhe. Es handelt sich ähnlich wie beim Larynx um ein System gekoppelter akustischer Schwingungen, das seine Impulse aus einer Zellansammlung (Kernbildung) im Hirnstamm erhält. Angemerkt sei, daß es in der Vogelwelt auch Schallerzeugung mittels Perkussionsmechanismen gibt, wie beispielsweise das Trommeln des Spechtes.

Auf eine ganz andere Weise funktioniert der Schallapparat bei Insekten und auch Krebsen. Mit dem sog. Stridulations- oder Zirporgan (stridere = knarren) werden Teile der Körperbedeckung zusammengestoßen oder -gerieben. Man unterscheidet eine passive Schrillfläche von der aktiv tätigen Schrillkante. Diese Elemente können an verschiedenen Körperflächen sitzen. Beim Zirpen lassen sich unterschiedliche Lautschattierungen ausmachen, die Anlocken, Werbung und Kampf beinhalten. Der Zirpgesang ist den Grillenmännchen vorbehalten, wobei als wechselwarme Lebewesen kalte Männchen langsamer singen als warme (Huber). Auf die Variabilität der Schallproduktion im Insektenreich kann nicht im einzelnen eingegangen werden. Es sei hier nur der als Totenuhr bezeichnete Klopfkäfer vorgeführt, der ein tickendes Geräusch als sexuellen Lockruf produziert, indem er mit Stirn und Vorderwand des Halsschildes gegen Holz schlägt.

Als Folge der Präzisierung der elektronischen Schallanalyse, wodurch es gelingt, Geräusche in ihren Variationen und Übergängen differenzierter darzustellen, hat in den letzten Jahrzehnten das Interesse an der Vokalisation der Affen zugenommen. Allerdings zeigte sich, daß es weniger ergebnisreich war, den einzelnen Affen isoliert anzuhören. Um wirklich etwas über die Bedeutung der Kundgaben zu erfahren, mußten diese im Umfeld der Affenkolonie, also unter sozialen Bedingungen, aufgenommen werden. Ein einzelner Affe ist nur ein halber Affe, warnt so der Kommunikationswissenschaftler Ploog, dem wir unsere Kenntnisse über die Primatenstimme weitgehend verdanken. Bei den Affen drückt die Lautung, ähnlich wie bei uns, nicht allein Befindlichkeiten aus, sondern trägt zur individuellen Erkennung bei und legt bestimmte Rangordnungen und Rollen fest. Auf diese Weise lassen sich rangniedere von ranghohen Tieren trennen. (Der uns geläufige Jargonausdruck, daß jemand »ein hohes Tier« sei, steht dem sehr nahe.)

Man kennt Bell- und Brüllaute unterschiedlicher Intensität, Alarmlaute und Angstgeschrei, abzugrenzen von Lauten des Wohlbehagens. Die Stimmung wird eindeutig gemacht durch zusätzliche Verhaltensmuster wie Mimik, Gestik, Haltung, Bewegung. Ploog sieht in diesem System feiner Stimmungsabstufungen mittels fließender Übergänge von Vokalisationen, die für die Menschenaffen, insbesondere für die Schimpansen, typisch sind, eine Einzigartigkeit im Tierreich und eine Voraussetzung für die Evolution der menschlichen Sprache.

Ein anderes Vokalisationsprinzip, nämlich das disparater gegeneinander abgegrenzter Rufe, ist unter den Altweltaffen für die Meerkatzen und für die meisten Neuweltaffen charakteristisch. Als typisch für die Affenpopulation, und sonst in der Natur nicht vorkommend, gilt die Fähigkeit, Signale auszusenden, die sowohl für die ganze Gesellschaft als auch für den einzelnen Empfänger bestimmt sind. Der partnerschaftliche Austausch erfährt so ein sehr differenziertes gegenseitiges Abstimmen. Auch Babylaute, die sich von den erwachsenen Tieren deutlich abheben, werden beschrieben.

Es scheint sicher, daß die Lauterzeugung und ihr Verständnis artspezifisch angeboren ist. Das korreliert mit den Erkenntnissen der modernen Psycholinguistik, daß das menschliche Sprach- und Verstehensvermögen auf innate ideas beruht und die für das Erkennen der Phoneme, der kleinsten bedeutungstragenden Einheiten der Sprache, verantwortlichen neuronalen Funktionen den angeborenen Auslösemechanismen zuzuordnen sind. So überrascht es nicht, daß unsere stammesgeschichtlich nachgewiesene Verwandtschaft mit den höher entwickelten Affen die Frage nach der Gemeinsamkeit zwischen deren akustischer Verkehrsfähigkeit und der Sprache der Menschen nicht verstummen ließ. Die Menschenaffen haben im Verlauf ihres Sozialisierungsprozesses einen hohen Grad an Individuation erreicht und damit die Voraussetzung für die Entwicklung einer feiner abgestuften nonverbalen Kommunikation, die wiederum die Vorstufe eines vokalen Zeichensystems ist.

In den 70er Jahren hatten Sprachlernversuche mit Schimpansen Hochkonjunktur. Die Schimpansennamen Washoe und Sarah gingen medienwirksam um die Welt. Bei erstaunlichen Ergebnissen in der Zeichenerkennung und -zuordnung, sogar bei einfachen Syntaxbildungen, blieben doch erhebliche Unterschiede zu einer Vollsprache bestehen. Kein Wunder, daß sich die Zahl der Kritiker zu diesen Experimenten, die Affen zum Reden zu bringen, vermehrte, und daß wie immer in einem wissenschaftlichen Glaubensstreit harte Worte fielen und gespottet wurde, all diese überraschenden Erfolge fänden nur in der Phantasie der Beobachter statt. Der amerikanische Linguist Noam Chomsky argumentierte, daß es ein unlösbares Rätsel der Evolution wäre, wenn Affen erst zu dem Zeitpunkt sprechen lernten, an dem ein Forscher auftaucht und sie unterrichtet.

Erst jüngst wieder wurde von einer Wiederaufnahme der Tests mit einem Zwergschimpansen (Bonobo) berichtet. Diese Art gilt als intelligenter als Gorillas, Orang-Utans und gewöhnliche Schimpansen. Auch in diesem Fall wird mit Hilfe eines Symbolsystems mit 250 abstrakten geometrischen Zeichen auf einer Tafel die »Sprache« angebahnt, wozu es eines mehrjährigen Trainings bedarf. Es soll auch hier die Konstruktion einfacher Sätze gelungen sein, jedoch keine komplizierteren Einschübe wie etwa Relativsätze. Zum Reden konnte auch dieses Tier nicht gebracht werden. Wenn es auch zum Speichern und zur praktischen Anwendung von Begriffen kam – die Lautierungsinstrumente sind im Vergleich zum Menschen nicht deckungsgleich strukturiert, ganz abgesehen vom impulsgebenden zentralen Nervensystem. So bleibt es höchst ungewiß, auf welche Weise das beschränkte Tonspektrum des Zwergschimpansen phonetisch erweitert werden kann. Was uns mit den Primaten wirklich verbindet, stellt Ploog heraus: »Tatsächlich benutzen Schimpansen natürlicherweise nur ihr nichtsprachliches Kommunikationssystem. Das Kind beginnt sich ebenfalls längst vor dem ersten Wort durch vokale Äußerungen (Babbeln), Mimik, Gestik und Haltung mitzuteilen. Auch während des ersten Spracherwerbs bleibt diese nichtverbale Kommunikationsweise eng an das Wort gebunden, so daß viele aus ein bis zwei Worten bestehende

Mitteilungen nur durch den begleitenden Ausdruck im unmittelbaren Kontext der Äußerung verständlich werden. Selbst im erwachsenen Alter läßt sich das Sprechen – mag die sprachliche Nachricht auch noch so ›objektiv‹ sein – nicht vollkommen von seinem nichtverbalen Kommunikationsanteil trennen. Insofern bleibt auch die gesprochene Sprache immer im unmittelbaren Ausdruck verhaftet und hat damit Anteil an dem allen Primaten gemeinsamen Kommunikationssystem.«

Auf einer nichtverbalen Ausdrucksebene vollzieht sich auch die Kommunikation mit unserem treuen Begleiter, dem Hund. Er verfügt über ein sehr differenziertes Signalsystem, das sich durch Bellen, Heulen, Knurren, Winseln, Jaulen, Miefen mit Variationen in Tonhöhe, Intensität, Tempo und Zeitdauer kundtut. Es ist anzunehmen, daß die Domestikation das Ausdrucksspektrum erweitert hat, wie auch ein oft verblüffendes Verständnis für menschliche Ausdrucks- und Stimmungsgehalte vorliegt, das er den Worten, die wir ihm zurufen, entnimmt, ohne ihre begriffliche Bedeutung zu wissen. Hinsichtlich des Domestizierungseinflusses ist bemerkenswert, daß der australische Wildhund, der Dingo, nicht bellt, sondern heult. Ein anderes Beispiel für Relikte aus der Wildform bei Haustieren ist das aufgeregt wirkende Gackern der Hühner nach der Eiablage. Es rührt aus der Zeit her, als das Wildhuhn vom Nest noch fortflog, um vermeintliche Feinde davon wegzulocken.

Zu den Tierstimmen, die wir nur mit technischer Hilfe ausmachen können, gehören die Ultraschall-Ausstösse der Fledermäuse. Sie werden im Kehlkopf produziert, über Mund und Nase ausgesendet und von den großen Ohrmuscheln der Artgenossen aufgefangen. – Spät erst, durch Unterwasserortungen im Zweiten Weltkrieg, als man ein feindliches U-Boot aufgespürt zu haben meinte, hat man herausgefunden, daß auch die Fische nicht stumm sind, sondern differenzierte Schallsignale von sich geben.

Im Leitspruch dieses Kapitels, der von einer Linguistin stammt, wird die Einzigartigkeit des Menschenwortes herausgestellt. Das schließt aber, wie unsere Ausführungen verschiedenfach demonstrierten, die Nähe zwischen Mensch und Tier im stimmlichen Ausdrucksvermögen nicht aus. Wut, Freude, Behagen, Mißempfinden, ja Kontaktsuche und -bewahrung werden weit weniger durch die Wahl der Worte als durch die Frequenz und Intensität der Tonfolgen übermittelt. Hier trennt uns beim Paarungsverhalten oder bei der Freund-Feind-Einstellung nur wenig vom Tierreich. Es ist auch bezeichnend, daß wir Archetypen, Urbilder und -symbole, gern durch Tiergestalten verkörpern und menschliche Grundeigenschaften, Charaktere, auf Tiertypen übertragen. Man denke an den stolzen Adler, den königlichen Löwen, den schlauen Fuchs, den gutmütigen Bären, die listige Schlange, den dummen Esel, wie es beim einzelnen Tier auch immer zutreffen mag. Sie spielen als Wappensymbole eine Rolle, und wir finden schon früh in den Epen, Sagen, Märchen und Kindererzählungen Tiere, die mit menschlicher Zunge reden. Es sind sicher nicht ästhetische, eher moralische Gründe, die diese literarische Form entstehen ließen. Das Tier mit der Menschensprache hält uns einen Spiegel vor: Wie wir sein sollten und allermeist nicht sind. Gerade weil uns die Tiere das sagen, klingt es ehrlicher, überzeugender, denn sie können nicht lügen, wie es uns mit listigen Wortverstellungen und in Schmeicheleien eingewickelten Sätzen gegeben ist.

Und noch eines ist von altersher bemerkenswert: unser Verlangen, die Sprache der Tiere zu verstehen. Zeugnis davon gibt das Nibelungenlied, wo Siegfried, nachdem ihn das Drachenblut berührt hat, die Rufe der Vögel versteht. So könnte wohl Vico, der italienische Geschichtsphilosoph der Barockzeit, mit seiner These Recht haben, daß die Ursprache aus gesungenen Vokalen gebildet gewesen sei. Zu einem Zeitpunkt, als wir uns mit der Natur noch in harmonischer Übereinstimmung befanden.

Stimme im Laboratorium

> Man wird die Manifestationen unserer Seele ebensowenig auf die groben Eigenschaften der Nervenapparate zurückführen können, wie man die wunderbaren Melodien verstehen kann, wenn man nur die Eigenschaften des Geigenholzes und der Saiten betrachtet, die erforderlich sind, um sie zu Gehör zu bringen.
>
> Claude Bernard

Im Jahre 1791 hatte Wien seine Sensation. Kaiserhaus, Hofstaat und Bürger bestaunten ein technisches Wunder. Der Baumeister und Berater Leopolds II., k.k. wirklicher Hofrat Johann Wolfgang von Kempelen, stellte nach über zwanzig Jahre währender Forschungsarbeit mit mehreren Modellversuchen seine nunmehr letzte Konstruktion einer mechanischen Sprechmaschine vor. Gleichzeitig veröffentlichte er das bahnbrechende Buch »Mechanismus der menschlichen Sprache nebst Beschreibung seiner sprechenden Maschine«, das neben den technischen Daten und der Darstellung der »Werkzeuge der Sprache und ihrer Verrichtungen« auch die alte Frage aufwirft, »ob die Sprache von Menschen erfunden oder ob sie angeschaffen worden ist« und »ob alle Sprachen aus einer Grundsprache entstanden sind«.

Ähnlich wie der Traum vom Fliegen hat die Vorstellung eines sprechenden Automaten die Menschheit seit Zeiten bewegt. Besonders im 18. Jahrhundert blühte die Herstellung von Maschinen, die auf mechanische Weise natürliche Handlungen nachvollzogen. Gebaut wurden »Sprechköpfe«, Musikautomaten, Singvogelautomatiken und dergleichen Imitationsapparaturen; ganz im Sinne der zeitgenössischen Lehre des französischen Philosophen Lamettrie, wonach der Mensch als eine Maschine aufzufassen sei.

Auch von Kempelen ersann einen Trickautomaten, der als schachspielender Türke Aufsehen erregte und sogar Friedrich den Großen, Kaiserin Maria Theresia, die Zarin Katharina und Napoleon schachmatt gesetzt haben soll. Allerdings verbarg sich im Gehäuse dieses Spielautomaten ein lebendiger Schachexperte.

Kempelens Sprechmaschine funktionierte ohne eine solche grobe Täuschung. Im Kapitel V seines Begleitbuches schildert er die Geschichte seiner Erfindung und gibt eine Bedienungsanleitung. Da sich bei den ersten Modellen nur einige Vokale und Konsonanten bilden ließen, fing er an »einzusehen, daß sich die einzelnen Buchstaben zwar erfinden, aber auf die Art, wie ich es angriff, nimmermehr in Sylben zusammenbinden ließen, und daß ich schlechterdings der Natur folgen müßte, die nur *eine* Stimmritze und nur *einen* Mund hat, zu dem alle Laute herausgehen und eben nur darum sich miteinander verbinden.« Die endgültige Ausführung besaß denn auch ein Stimmrohr, analog der menschlichen Stimmritze, eine Windlade, einen Blasebalg (Lungenersatz) sowie Mund- und Nasenöffnungen. Die Lauterzeugung wurde unter Zuhilfenahme der Hände bewerkstelligt.

Goethe soll der Fama nach über die Sprechmaschine geäußert haben: »… sie könne einige Wörter sehr gut sagen, sei jedoch nicht geschwätzig.« Der Stimmarzt Böhme, der diese Vorgänge beschrieben und mit den ursprünglichen Konstruktionszeichnungen veranschaulicht hat und dem das technische Werk von Kempelens im Deutschen Museum in München vorgeführt wurde, vermerkt dazu: »Der Automat ist sicherlich seit Jahrzehnten nicht bedient worden. Trotzdem konnten sofort ohne Schwierigkeiten einige Laute erzeugt werden. Diese hatten allerdings einen mehr quäkenden Charakter und waren mit Phantasie verschiedenen Lauten zuordenbar.«

Von quäkenden Klängen sind die heute gebräuchlichen, in ständiger Weiterentwicklung befindlichen *synthetisierenden* Sprachcomputer frei. Sie fallen weit mehr durch eine penibel artikulierte Sprechweise auf. Damit ist aber auch ihre Grenze aufgezeigt und eine Bestätigung für das erbracht, was sich als Klartext im Gesamt unserer Ausführungen so liest: individuum est ineffabile – das Individuum ist nicht auszudrücken, weil es seine jeweils eigene Sprache spricht. Dem Computer gelingt es nur annähernd, die »tönende Individualität« nachzubilden. Die »persönliche Note« bleibt selbst für moderne Rechenautomaten eine Crux, es bereitet Schwierigkeiten, die zahlreichen Ausdrucksvarianten und -prägungen wie Tonhöhe, Lautstärke, Timbre, Pausenverhalten, dazu soziales Umfeld (Soziolekt), Aktualstimmung, Geschlecht und Alter auf einen technischen Nenner zu bringen. Man kann das, was gegenwärtig Sprechautomaten im Vergleich zur Naturstimme leisten, mit dem Unterschied von Schreibmaschinenschrift und Handschrift verdeutlichen (Stolze): Erstere ist exakt, klar lesbar, letztere oft verwischt, schwierig zu lesen, aber unverwechselbar zeichnet sie ein graphisches Portrait des Schreibers. Das heißt nicht, die high-tech-Fortschritte zu übersehen, die die akustische Wiedergabe eines niedergeschriebenen Textes in greifbare Nähe gerückt haben. Nur handelt es sich dabei um ein nützliches Arbeitsmittel, nicht um einen partnerschaftlichen Austausch, der seine kontaktierende Wirkung eben daraus zieht, daß die natürliche Stimme nicht automatenrein ist, sondern mit ihr innewohnenden, von Person zu Person wechselnden Störfaktoren besetzt.

Das Hinzusetzen von solchen Zufallskomponenten hat den roboterartigen Klang technischer Stimmen nicht aufheben können. Es scheint zudem, daß synthetische und gesprochene Laute perzeptiv unterschiedlich verarbeitet werden.

Technisch umfangreicher und spezialisierter hat sich in den letzten Dezennien die elektroakustische Stimm*analyse* entwickelt. Als besonders aufschlußreich und diagnostisch ergiebig haben sich diese Verfahren bei der Untersuchung von Stimmfunktionsstörungen erwiesen. In der wissenschaftlichen Phoniatrie (Stimm- und Sprachheilkunde) kommt ihnen neben aerodynamischen, elektromyographischen, elektro- und photoglottographischen Messungen und der Hochgeschwindigkeitskinematographie ein wichtiger Platz zu.

Zukunftsträchtig, so für die Klärung der verschiedenen Gesangstechniken, dürfte sich die Darstellung der Artikulationsorgane und ihrer Funktionen im kernspintomographischen Bild erweisen, wie sie von der Aachener Phoniatrischen Schule (Klajman u. Mitarb.) entwickelt wurde.

Der praktisch tätige Phoniater bevorzugt optische Verfahren wie die Videostroboskopie (die Betrachtung scheinbar verlangsamter Stimmlippenbewegungen) und relativ einfach zu handhabende Stimmfunktionsüberprüfungen wie das »Stimmfeld« (Phonetogramm), das entfernt mit der Hörfeldmessung (Audiogramm) zu vergleichen ist. In den USA, wo die Stimmfelduntersuchungen weitgehend unbekannt sind, wird meßtechnisch den Frequenz-(jitter)- und Amplituden(shimmer)schwankungen eine wesentlichere Bedeutung zugewiesen. Die Vielzahl der Untersuchungsmethoden ergibt sich aus der Komplexität des Phonationsvorganges, der die Berücksichtigung mehrerer Funktionsparameter erfordert.

Mittels Schallanalyse kann eine Tonhöhen-, Melodieschreibung vorgenommen, können die Teiltonkomponenten eines Schallsignals bei zusätzlich rechnerischem Einsatz aufgespalten werden (Spektralanalyse).

Praktische Bedeutung gewann die Oktavsieboszillographie, weiterentwickelt zum Visible-Speech-Verfahren. Die Sprachlaute erscheinen hier auf einem Band mit mehr oder minder geschwärzten Schattenkonturen. Bekannt geworden ist die Sonagraphie, die exakt Formantstrukturen und deren zeitliche Änderung beim fließenden Sprechen aufzeichnet, durch die »Kontur«-Sonagramme, die topographischen Höhenlandkarten ähneln. Sie sind analog zu den Fingerabdrücken als »voiceprints« in der Kriminologie zu einem Erkennungsmittel geworden.

Das Bundeskriminalamt sowie die Landeskriminalämter in Bayern und Nordrhein-Westfalen beschäftigen eigene »Stimmenerkenner«, die in der Regel Linguistik, Phonetik, Psychologie oder auch Sprachen studiert haben. Es gehört heute zum allgemeinen Wissen, daß mutmaßliche Straftäter, deren Stimme über Telefon eingefangen wurde, durch Stimmanalyse ermittelt werden können. Um ein brauchbares Gutachten über einen Stimmeindruck abzugeben, ist gewöhnlich eine halbe Sprechminute erforderlich. Wenn das Sprachsignal durch Brummen, Rauschen oder dergleichen gestört ist, wird es durch spezielle Filterverfahren gereinigt, wodurch es an Verständlichkeit gewinnt. Ebenso lassen sich Hintergrundgeräusche ausmerzen, wie Verkehrslärm, Motoren, Kirchenglocken, Hallgeräusche, die aber andererseits für eine Ortserkennung durchaus von Nutzen sein können. Täuschungsmanöver »nicht kooperativer« Sprecher (simuliertes Ausländerdeutsch, überschnelles Artikulieren, Tonhöhenverschiebung, nasalierte Sprechweise, Kloß im Mund) beirren den Computer nicht. Selbst raffinierte Stimmenimitatoren haben keine Chance, durch die feinen Raster zu schlüpfen.

Allerdings überführen die Bildschirmanalysen *allein* den vermeintlichen Missetäter noch nicht. Eine umfassende Kompetenz der Sprecherkenner ist nach wie vor gefordert. Sie müssen den Soziolekt überprüfen, das grammatikalische Niveau beurteilen, aus der Verwendung bestimmter Fachbegriffe herausfinden, welchen Beruf der Abgehörte ausüben könnte. Jeder Fall hat seine eigenen Besonderheiten. Die Aussicht, forensische Stimmenvergleiche jemals vollautomatisch wie eine Atemalkoholkontrolle durchführen zu können, scheint aus technischer Sicht in absehbarer Zeit nicht möglich zu sein.

Anwendung findet die automatische Sprecherkennung ebenso auf sicherheitssensiblen Gebieten wie militärischen Anlagen und Rechenzentren, wo man durch computerausgewertete Namensnennung Zugang erwirkt. Man kennt ja bereits den Wecker, der nicht mittels Fingerdruck, sondern durch Ansprechen zum Schweigen gebracht wird.

Ob vielleicht diese der Stimme gehorchende Sensorentechnik, wie jüngst in einer Glosse zu lesen, eines kommenden Tages auch noch die Badewanne und Kaffeekanne vollaufen läßt oder gar durch »Urschrei« das Auto aus der Garage lockt, bleibt wohl abzuwarten.

Eine verlustig gegangene Stimme wieder aufzubauen, das stellt sich als Problem auf einem ganz anderen Gebiet, der medizinischen Operationstechnik. Bei schwerem Krankheitsbefall des Kehlkopfes – früher war es häufig die Tuberkulose (Franz Kafka starb daran), jetzt herrscht das Krebsleiden vor – wird es je nach Ausmaß des tumorösen Wachstums notwendig, durch Teil- oder Totalentfernung den Zerstörungsprozeß aufzuhalten, der anderenfalls einen qualvollen Tod herbeiführt. Wenn auch bei rechtzeitiger Entdeckung des Tumors das Leben gerettet werden kann – der mit der Operation in Kauf zu nehmende Verlust der Stimme wiegt sehr schwer. An anderer Stelle hatten wir darauf aufmerksam gemacht, daß damit ein Stück der persönlichen Integrität verloren geht. Selbst bei einfühlsamen Gesprächen mit den Betroffenen, wie es präoperativ gang und gäbe ist, ist der Schock danach beträchtlich.

Schon vor der Einführung gebräuchlicher Operationsmethoden am Ende des letzten Jahrhunderts hatte man beobachtet, daß bei luftabsperrenden Verwachsungen im Larynx eingeschränktes Sprechen noch möglich war, was sich nach den ersten erfolgreichen Eingriffen bestätigte. Von dem berühmten Chirurgen Mikulicz wurde der Fall eines Patienten bekannt, der heisere Töne hervorbrachte, indem er seinen Kopf fest an die Brust drückte. Mit dieser Prozedur formte er eine Ersatzstimmritze aus seitlicher Rachenmuskulatur und dem sich ihrer Faltenbildung nähernden Kehldeckel. Als Windkessel fungierte der oberhalb des Luftröhrenstumpfes gelegene Raum einschließlich der oberen Abschnitte der Speiseröhre. Es wird berichtet, daß der Patient nach einigem Training ein Lied vom Umfang einer Oktave singen konnte.

Dem tschechischen Phoniater Seeman gelang der röntgenologische Nachweis, daß es sich bei der Ersatzstimme um aktive Kontraktionen im oberen Drittel der Speiseröhre handelt, der Stimmschall demzufolge durch die Aktivität des Speiseröhrenverschlußmuskels erzeugt wird. Als Luftreservoir (Lungenersatz) dient die Speiseröhre. Die dort eingesaugte Luft wird durch den Speiseröhrenmund herausgepreßt (Ruktus) und auf gleiche Weise wie bei der natürlichen Stimme artikulatorisch in Klang verwandelt. Diese rauhe, monotone Speiseröhren(Ösophagus)stimme erreicht mit einigem Geschick einen kommunikativ ausreichenden Verständlichkeitsgrad.

Einen weiteren Schritt nach vorn machte man mit der chirurgischen Stimmrehabilitation. Durch Herstellen einer Verbindung zwischen Luft- und Speiseröhre kann die aus den Lungen ausgeatmete Luft zur Stimmbildung verwendet werden, sofern der Eingang des nach außen verlegten Luftröhrenstumpfes zugehalten wird. Der Einsatz von Ventilen mit verschiedenen Funktionsweisen, die in den Shunt eingefügt werden, korrigiert zum Teil die Nachteile einer rein geweblichen Öffnung. Ohne auf Details dieser sich in Entwicklung befindlichen rehabilitativen Bemühungen einzugehen, läßt sich aussagen, daß auch mit einer Stimmprothese der Stimmklang rauh und heiser bleibt, daß sie aber, verglichen mit der Ösophagusstimme, viel lauter ist und die Sprachverständlichkeit erhöht.

So ist sie auch den elektronischen Sprechhilfen überlegen, die eine ultima ratio darstellen, d.h. Verwendung finden, wenn sich ein Patient außerstande sieht, auf natürlichem Wege seine Stimme wiederzufinden. Diese technischen Sprechhilfen ersetzen den Primärklang des Kehlkopfes. Bei der häufig gebräuchlichen Sprechhilfe »Servox« handelt es sich um einen stabförmigen batteriebetriebenen Vibrationsapparat, der, an den Hals angelegt, die Bildung von Vokalen und in geringerem Maße von Konsonanten erlaubt. Das akustische Ergebnis ist eine geräuschbegleitete Automatensprache, wie man sie von Science-fiction-Filmen her kennt, ohne persönliches Timbre und ohne tonale Gemütsschwankungen. Richtschnur bei allen Stimmrehabilitationsmaßnahmen bleibt letztlich die Kommunikationsfähigkeit.

Wenn wir abschließend die Gedanken im Leitspruch Claude Bernards am Anfang dieses Kapitels auf die Problematik künstlicher Stimmen übertragen, dann ist festzustellen, daß zwar die Eigenschaften und Funktionsweisen des Stimmapparates ziemlich genau bekannt sind, daß aber das Verständnis seiner »wunderbaren Melodie« noch manche Rätsel aufgibt.

Nachgedanken zum Phänomen Stimme

> Nichts ist so trivial, so klein, daß es nicht als Gegenstand der philosophischen Neugier unsere Achtung auf sich ziehen und zu behalten verdiente: Die Völkerschlacht oder das Erdbeben von Lissabon ebenso wie ein seltsamer Wandel der weiblichen Mode oder der Tod eines Freundes oder gar ein von einem Baum herabfallendes Blatt können zu einem philosophischen Ereignis werden, falls wir es dazu machen. Dies sind philosophische Ereignisse also nicht kraft ihres eigenen Gehalts, sondern infolge unseres Interesses an ihnen.
>
> Leszek Kolakowski

Das Blatt, das keimende, das vom Winde bewegte, das herabfallende, am Boden verwesende – ist es nicht ein Gleichnis des Lebens und fordert es nicht in der Banalität des Ablaufs, wie es der polnische Denker im Leitwort anregt, unser philosophisches Interesse heraus! Und die Luft, die das Blatt sanft berührt, das der Windstoß zum Flattern bringt und die Sturmbö vom Ast fegt – ist es nicht die gleiche Luft, die in unserem Innern weht, ein leises Wort davonträgt, eine heftige Behauptung zittern macht und sich zum Wutausbruch verdichtet!

Wenn man, was unseren Ausführungen zugrunde liegt, ein

großes Maß an Aufmerksamkeit einer »Erscheinung« widmet, die alltäglich und gewöhnlich unser Dasein begleitet, dann ist man dankbar für eine ranghohe Meinung, die einem versichert, daß Philosophie nicht systematisierter Tiefsinn, sondern lebenspraktisches Nachdenken heißt.

Wenn ein einzelnes Blatt reflexionswürdig ist – und wir übernehmen diese Aussage –, dann mutet es um so merkwürdiger an, daß die Philosophen, wenn überhaupt, nur am Rande über das vermittelnde Organ ihrer Weisheitsverkündungen nachgedacht haben, wo sie doch weit früher schon über die Gestalt- und Wesenhaftigkeit der Engel heiß gestritten hatten. Ja, selbst die Anthropologen, der besagten »Materie« näherstehend, schenkten der Stimme als Gegenstand menschenkundlicher Forschung wenig Beachtung. Es ist auffallend, daß in der richtungweisenden, immerhin siebenbändigen, von dem bekannten Philosophen Hans-Georg Gadamer herausgegebenen »Neuen Anthropologie« im Abschnitt über die morphologische Sonderstellung des Menschen zwar eine anatomisch-physiologische Beschreibung des Kehlorgans aufzufinden ist, die eigentlich anthropologische Fragestellung aber, das Zusammenwirken des Seelisch-Geistigen mit dem Körperlichen, nur in wenigen Sätzen skizziert wird: »Der Kehlkopf mit seiner stimmlichen Ausdrucksfähigkeit ist das Instrument zur Erschließung des überindividuellen geistigen Raumes. Hier offenbart sich im Zuge der Menschwerdung die gleiche Korrelation wie die Entwicklung der menschlichen Hand mit der des Großhirns. Die ›Handfertigkeit‹ hat den geistigen Bereich des Menschen in gleicher Weise beeinflußt« (Goerttler).

Ein ungleich größeres Untersuchungs- und Reflexionsfeld wird der Sprache eingeräumt, die Stimme eignet sich anscheinend auch in diesem gelehrten Kreis lediglich zu einer biologischen Betrachtungsweise. Das läuft mit dem zusammen, was wir im Vorwort behauptet haben, daß der akustische Modus, die Art und Weise lauthaften Sendens und Empfangens, gegenüber dem Optischen und Taktilen unterbewertet wird.

Das sollte zu denken geben, wenn man sich nur einmal vergegenwärtigt, wie unterschiedlich die persönlich charakterliche Entwicklung bei Blinden und Gehörlosen verläuft. Ohne Zweifel ist das Mitleidsempfinden denen gegenüber, die das Augenlicht verloren haben, stärker ausgeprägt als tauben Menschen gegenüber. Tatsächlich aber gelingt es Blinden weit eher und leichter, sich den Umweltverhältnissen und dem sozialen Umfeld anzupassen. Gehörlose gleiten rascher, wie traurige Schicksale bezeugen, in die gesellschaftliche Isolation hinein und hinab in depressive Stimmungslagen. Der Ausschluß aus der Stimmenwelt, die akustische Deprivation, ist psychisch schwerer zu ertragen.

Der Psychosomatiker Senf, der die stimmliche Interaktion als basal für jede zwischenmenschliche Kommunikation hält, macht auf einen wichtigen Umstand für eine gesunde Entwicklung des Menschen aufmerksam. Um das Urvertrauen zu erhalten, benötigt das Kind den Fernsinn (Stimme – Ohr). Der Kontakt mit der Pflegeperson über eine größere Entfernung hin mindert die Ängste ab. Ganz im Sinne der von uns zitierten Wildgänse: Ich bin hier! – Bist du da?

Es ist anzunehmen, daß im Prozeß der Separation und Individuation der akustische Beziehungsmodus eine solide Vertrauensbasis schafft. Die Stimme der Eltern kündet dem Kinde, daß es nicht verlassen ist, daß eine Verständigungsbrücke gebaut wurde.

Wenn wir unsere Nachforschungen zum Thema »Stimme« im Wissenschaftsbereich weiter verfolgen, müssen wir konstatieren, daß auch die Sprachwissenschaftler von Platon bis Saussure zu wenig bedacht haben, daß »phon zum phonem« wird, wie Geißner kritisch anmerkt. In freier Auslegung könnte man sagen, daß der Ton erst die Musik macht. Der gleiche Autor stellt eindeutig klar: »Kein Wort, kein Satz kommt in diesem Verständnis ›stimmlos‹ aus dem Arsenal der Sprache. Immer und jederzeit – auch noch in der Abstraktheit wissenschaftlicher Terminologie – sind die Bedeutungen Ausdruck zugleich subjektiver Stimmungen und intersubjektiver Beziehungen. Alle Fokussierung auf schier Inhaltliches setzt nicht die Doppelstruktur außer Kraft ...« Gleichsinnig dachte Alfred Döblin, als er anläßlich seiner Einleitung zu einer Lesung Gottfried Benns 1932 äußerte: »Nicht der einzelne Satz ist ja die Erkenntnis, sondern die Luft, in der der Satz auftritt.«

Fiel uns bisher das wissenschaftliche Desinteresse gegenüber dem Stimmphänomen auf, so stoßen wir bei dem französischen Philosophen Jacques Derrida, bekannt für seine verqueren Denkweisen, auf eine entgegengesetzte, die Gewichte umkehrende Ansicht. Bei seiner Abrechnung mit der Tradition der abendländischen Metaphysik ist ihm aufgefallen, daß Denker unterschiedlicher Provenienz die »tote« Schrift als etwas Negatives auffassen und der »lebendigen« Stimme den Vorrang geben. In seinem Werk »Die Stimme und das Phänomen« demontiert er die Bemühung des Phänomenologen Husserl, eine vorsprachliche, von der Materialität der Zeichen unberührte Bedeutungsschicht aufzudecken. Es würde eine eigene Abhandlung erfordern, dieser schwierigen Problematik nachzugehen. Doch läßt sich verkürzt dagegenhalten, daß auch die philosophische »Einsicht« *vor* der begrifflichen Einklammerung einem Bezirk entstammt, wo sich Gemüt und Geist im Geburtsakt der Bedeutung zusammenfinden, ohne diese Kohabitation gäbe es kein Menschenwort.

Überraschenderweise – richtiger ist wohl: bezeichnenderweise – sind es die Gräzisten und Mediävisten, die seit Jahrzehnten über das Verhältnis von Mündlichkeit und Schriftlichkeit den Diskurs pflegen. Unter ihnen ist Paul Zumthor hervorzuheben, der sich anschickt, eine »Poetik der Stimme« zu entwerfen. In seinem Buch »Der Buchstabe und die Stimme« (La lettre et la voix) schreibt er: »Meine Absicht ist nicht, eine weit offen stehende Türe einzurennen und die Existenz mittelalterlicher Mündlichkeit nachzuweisen, sondern die Tatsache herauszuarbeiten, daß die Stimme damals ein grundlegender Bestandteil eines jeden Werkes war, das wir unserem Sprachgebrauch zufolge ›literarisch‹ nennen. Ich habe weniger vor, noch einmal nach anderen die Bedeutung der Mündlichkeit in der Überlieferung oder sogar der Hervorbringung jener Werke zu behaupten, als zu versuchen, zu beurteilen und zu ermessen, was diese Mündlichkeit umfaßt; weniger den Umfang eines ›mündlichen Bezirks‹ in der Menge der erhaltenen Texte abzustecken, als deren eigene Werte meiner Wahrnehmung und meiner Lektüre einzuverleiben.«

Damit ist etwas angesprochen, was wir bei der Lektüre einer

literarischen Gattung oft »überhören« – die *Stimme* des Erzählers nämlich, sein Atemrhythmus, der die toten Buchstaben lebendig werden läßt. Dem nachzuspüren und in einen persönlichen Einklang zu bringen, qualifiziert den Rezitator, bringt aber auch den gewöhnlichen Leser zum besseren Verständnis eines Textes.

In seinem Lob der Stimme geht Zumthor auch auf die moderne Mündlichkeit der audiovisuellen Medien ein. Aufgrund ihrer stupenden Verbreitung und ihrer Wirkungsmächtigkeit dämmert ihm die Ahnung auf, daß die Ära der Schrift und somit der Literatur, im geschichtlichen Rahmen betrachtet, nur auf ein Intermezzo von ein paar Jahrhunderten hinausläuft, daß wir ein homerisches Zeitalter der Redekunst zu erwarten hätten, eine Rückführung auf das einzige mittelalterliche Massenmedium: die menschliche Stimme. Happenings und andere vielgestaltige gegenwärtige Darstellungsmethoden könnten ein Indiz dafür sein: »Ebenso wie die Übermittlung der Dichtung zwischen dem 10. und 14. Jahrhundert, von äußerst seltenen Ausnahmen abgesehen, notwendigerweise die menschliche Stimme erforderte, verlangte sie die menschliche Geste; und ebenso wie diese poetische Stimme zum Gesang strebte, strebte die poetische Geste zum Tanz.«

Fristet demnach, um ein Fazit der vorangehenden Darlegungen zu ziehen, das Phänomen Stimme in den Geisteswissenschaften nur ein Mauerblümchendasein im Schatten einer auswuchernden Linguistik, so steht es anders mit dem Sonderfall lauthafter Äußerungen, dem Lachen. Mit diesem elementaren Affektausbruch haben sich die Philosophen und Psychologen, auch Naturwissenschaftler von Platon über Kant und Schopenhauer bis hin zu Freud, Bergson und neuerdings Plessner gründlicher auseinandergesetzt.

Wiederum ein Mediävist, der Franzose Jacques Le Goff, ist den historischen Spuren dieses besonderen Phänomens nachgegangen. Ausgangspunkt seiner Fährte ist eine theologische Disputation im Paris des 13. Jahrhunderts, bei der die beunruhigende Frage erörtert wurde: Hat Jesus ein einziges Mal in seinem Leben gelacht? Schon Nietzsche hatte sich darüber verwundert gezeigt, daß die Christen, wo sie doch vorgaben, zu den Erlösten zu gehören, statt erwartungsvoller Fröhlichkeit ein eher trauriges Gehabe zur Schau stellten. Le Goff erkennt zwei Meinungsstränge in der Diskussion über das Lachen. Nach Aristoteles gehört es zum Wesen des Menschen. Eine These, die von Quintilian und später auch von christlichen Autoren des Mittelalters bis hin zu den Scholastikern wieder aufgegriffen wurde.

Weit stärker noch als bei den reinen Stimmtönen ist in der Lachattacke der ganze Körper mit einbezogen, man schüttelt sich bekanntlich vor Lachen. Hier setzt denn auch die andere, leibfeindliche Einstellung an. Das Lachen wird als das Übelste betrachtet, was einem Menschen entfahren kann. Darum müssen die von außen eindringenden, obszönen Anstachelungen vom Sperriegel der Ohren aufgehalten werden, und die Haha-Boshaftigkeit, die sich am fremden Mißgeschick ergötzen möchte, darf am verschlossenen Gatter des Mundes keinen Durchgang finden. In der Regel des heiligen Benedikt wird das Lachen zur Sünde erklärt, zugeordnet der streng verurteilten Trilogie: Narrenpossen (scurrilitates), nutzlose und daher schädliche Worte (verba otiosa), Lachen (risus). Zum Vorbild nahmen sich die Mönche Jesus, der, folgt man den Evangelien, nie gelacht hat.

Wir meinen: eine äußerst quälende Vorstellung für den religiösen Menschen, daß in der Krippe von Bethlehem das erste scheue Lächeln ausgeblieben sein soll, jene lautlose Vorstufe des Lachens und eine unser ganzes Leben begleitende stumme Liebesgeste. Vielleicht wollte der heilige Martin von Tours dieser uns wesensfremden Abstinenz den Stachel nehmen, indem er sich aus Demut verlachen ließ.

Zu fragen ist, welchen Ersatz es für diese triebhaft urtümliche Äußerungsform geben konnte, die so viele Stimmungsgehalte zur Entladung bringt: echte Freude, Schadenfreude, Überlegenheit, Verächtlichkeit, Verlegenheit, Hinterhältigkeit, versteckte Wut. Für das Mönchstum offenbarte sich die wahre Freude, das himmlische Entzücken, im Jenseits. Lachen war ein Attribut des sündigen, gefallenen Menschen.

Diese strenge Haltung änderte sich im Spätmittelalter. Das aufstrebende Bürgertum verschaffte der volkssprachlichen Literatur, dem Komischen, Schwankhaften, Derbspässigen Freiräume. Schallendes Lachen hallte jetzt auch über die Marktplätze und brach im Jubel der Karnevalsumzüge auf. Rabelais konnte sich wieder auf Aristoteles berufen: Lachen ist ein Wesenszug des Menschen. In dieser lange währenden Auseinandersetzung von Karneval und Fastenzeit, überschwenglicher Fröhlichkeit und asketischem Ernst, spiegeln sich nach Le Goff die Widersprüche der mittelalterlichen Kultur, die immer mehr lacht, aber oft noch traurig aussieht.

Lachen hat viele Facetten. Der bedeutende Romancier Joseph Roth, dem Alkohol verfallen, wußte um die Gefährdung dieses doppelgesichtigen fröhlich-traurigen Menschenbegleiters: »Das Lachen ist ein leichtes, silbernes Glöckchen, das uns ein guter Engel mit auf den Lebensweg gegeben hat. Aber, weil es so leicht ist und lose, verliert man es.«; – Man kann sich schief- (zurückzuführen auf das bis zum Schmerz heftig bewegte Zwerchfell), krank-, ja totlachen; man kann Tränen, sich sogar ein Loch in den Bauch lachen. Schließlich kann uns das Lachen vergehen oder im Halse stecken bleiben, und man kann die betroffene Frage stellen: »Warum hast du jetzt gelacht?!« Das ist, als ob jemand unser Inneres mit einem Messer aufschlitzen möchte. Lachen kann verletzen.

Habermann stellte eine Ordnung der möglichen Klangformen des Lachens auf, die mit bestimmten objektbezogenen Gemütssituationen verbunden sind: 1. Ein beschauliches, ergötzliches, freundliches Lachen, das einer gütigen, wohlwollenden, herzlichen, auch kontaktsuchenden Grundhaltung entspricht. 2. Ein geselliges Lachen mit stärkerer Beteiligung der gesamten Körpermotorik. 3. Ein frivol lüsternes Lachen beim Anhören von schlüpfrig pikanten Witzen und Zoten. 4. Ein höhnisch-gehässiges Lachen bei Schadenfreude, beim Auslachen, bei selbstgefälliger Überhebung. Alle diese Lachmelodien kennzeichnen unterschiedliche Vokalisationen, wie an anderer Stelle veranschaulicht.

Warum lachen wir aber? – Zum einen löst der psychisch-physische Vorgang einen Affektstau auf und baut Aggressionen ab; zum andern ersetzt er konsumierende Gefühlsaufwallungen, die uns zum Schaden gereichen könnten. »Ersparte Gefühle« heißt es dazu bei Sigmund Freud. Lachen dämpft die emporsteigende Angst und relativiert die Melancholie, läßt aber auch das Mitleid ersticken.

Darum war für Platon das Lachen bösartig, denn es geht auf Kosten anderer. Immanuel Kant erklärt sich das Lachen mit einer in uns lauernden Erwartung, die sich schließlich zum Nichts auflöst. Und sicher gibt es diese antizipatorische Variante, die eine aufkommende schlimme Ahnung motorisch-akustisch auslöschen möchte.

Es besteht die Annahme, daß das Lachen auf eine stammesgeschichtlich uralte Drohgebärde zurückzuführen ist. Das gäbe dem englischen Philosophen Hobbes recht, der die äußeren Merkmale des Lachens so beschreibt: »Nimmt man die signifikanten Aspekte des Lachakts – erhobener Kopf, gefletschte Zähne, gutturale Laute, so sind das Symptome eines wütenden Tiers. – So lachen wir,« schlußfolgert Hobbes, »anstatt das aufzufressen, dem wir überlegen sind.«

Zweifellos ist Lachen auch eine Waffe, um Dominanz herauszukehren; das satte, friedenstiftende »Hahaha« sollte über diesen möglichen bedrohlichen Einsatz nicht hinwegtäuschen. Für den Philosophen Plessner ist das Lachen eine Art von letztem Aufgebot. Wenn unsere anderen Ausdrucksmittel versagen, uns keine Hilfe mehr leisten, wenn Sprache, Gestik, Mimik außerstande sind, eine Situation zu meistern – dann lachen wir. Wir geben unsere bewußt gepflegte Contenance auf, der Körper übernimmt das Ausdruckssteuer und antwortet mit konvulsivisch rhythmischen Lautfolgen. Daß dies im Grunde eine entspannende, geist- und körperhygienische Handlung ist, umreißt der gängige Slogan: »Lachen ist gesund!« In der Tat: »Der verlorenste Tag aller Tage ist der, an dem man nicht gelacht hat.« (Chamfort) – Ob Lachen allerdings dick macht, wie ein amerikanisches Sprichwort behauptet, weil es die Verdauungsdrüsen stimuliert, und ob es ein »Lachenzym« gibt, das Kopfschmerzen und Depressionen beseitigt – um dies festzustellen, bedarf es wohl größerer statistischer Erhebungen und wissenschaftlicher Verifikationen. Desgleichen unklar ist noch, ob Tiere lachen können, wie man es den Affen nachsagt und wie manche Hundebesitzer es bei ihren treuen Gesellen beobachtet haben wollen.

Weit weniger als am Lachen ist die Stimme am Vorgang des Weinens beteiligt, dem anderen Pol menschlicher Gemütsverströmungen. Weinen vollzieht sich auf verschiedenen Spannungsebenen. Lauthaft äußert es sich im Schluchzen oder gedämpften Wimmern. Es ist gefühlsbeladener als Lachen, weniger nach außen dringend als nach innen versinkend. Es kann Kummer, Schmerz, Ohnmacht, Verzweiflung, Hoffnungslosigkeit, aber auch Angst und Zorn ausdrücken. Im Unterschied zum Lachen wirkt es wehrlos, ausgeliefert, den Umständen preisgegeben. Es fehlen die Dominanzgelüste. Der Tränenfluß unterstreicht die vegetativ-leibliche Gebundenheit – bewußter lachen wir Tränen.

Hervorzuheben ist auch eine größere modische Abhängigkeit. Erinnert sei an die tränenreiche Rührseligkeit der Werther-Zeit, die melancholisch nassen Augen der Romantik und die Kehrtwende jener berüchtigten Epoche, wo das lebendige Wort zum Befehl erstarrte und ein Junge nicht mehr weinen durfte.

Weinen wird auch ausgelöst durch fremde Vorgaben, das meint: durch anrührende Literatur, Film und Fernsehen. Es überwältigt uns gleichermaßen, wenn traurige Ereignisse im Gedächtnis wach werden. »Wer weint, vermindert seines Grames Tiefe«, lautet es bei Shakespeare. Es tut uns wohl und lindert die Spannung wie in jenen Momenten, wo wir vor Freude weinen möchten.

Seufzen, Stöhnen, Keuchen, Rülpsen, Gähnen, Schnarchen gehören ebenfalls zu den elementaren lauthaften Äußerungen des Menschen, wovon einige dem Anstand und der Sitte unterworfen sind. Wenn wir durch die Worte des Philosophen Kolakowski angehalten waren, über ein einfaches Blatt nachzudenken, um wie vieles reicher ranken sich unsere Gedanken um den Seufzer. Er ist ein Stück unserer Biographie. So wie die Ereignisse mit uns umgegangen sind oder wie wir sich ihrer bemächtigt haben, so wehklagend oder befreiend wird sich der dumpf klingende Atem ihrer entledigen. Der Seufzer ist ein einsamer Laut, er führt uns ganz auf uns zurück. Wenn er echt ist, ist er nur für unsere Ohren bestimmt, fremde Zuhörer würden ihn in seiner erlösenden Funktion entwerten. Er ist ein Ausdruck von Ergebenheit und Vergeblichkeit, Klanggestalt des biblischen: Alles ist eitel!

In seiner Intimität ist er den inneren Stimmen verwandt, die uns unabweislich bedrängen und betören, bekräftigen und entmutigen, in extremis dem Wahn ausliefern – die inneren Stimmen der guten

Vorsätze, der bösen Ahnungen und unabweislich, mit keinem Mittel zum Schweigen zu bringen: die Stimme des Gewissens. Manchmal ist ihr Ruf so leise, daß wir sie im Lärm unseres Aktionismus überhören, – wenn sie aber lauter dröhnt, ist es oft schon zu spät.

Literatur

Adorno, Th. W.: Jargon der Eigentlichkeit. Frankfurt am Main 1964

Allhoff, D.-W. (Hrsg.): Sprechen lehren – reden lernen. Beiträge zur Stimm- und Sprachtherapie, Sprechbildung und Sprecherziehung, Rhetorischen und Ästhetischen Kommunikation. München/Basel 1987

Aronson, A. E.: Clinical Voice Disorders; an Interdisciplinary Approach. Stuttgart/New York 1980

Baken, R. J., Orlikoff, R. F.: Is Laryngeal Function Chaotic? Folia phoniatrica, XXII. World Congress of the International Association of Logopedics and Phoniatrics. Basel 1992

Ball, H.: Die Flucht aus der Zeit. Luzern 1946

Bastian, H.-J.: Determinanten und Faktoren der Kommunikationsfähigkeit. II. Interdisziplinäres Symposion. Greifswald 1988

Behrendt, J.-E.: Das Dritte Ohr. Vom Hören der Welt. Hamburg 1985

Benn, G.: Gesammelte Werke. Bd. III Gedichte. Stuttgart 1978

Berg, I. W. van den: On the Myoelastic-Aerodynamic Theory of Voice Production. In: The Bulletin, Nat. Assn. Teachers of Singing, 14, 6, 1958

Bergsdorf, W.: Politik und Sprache. München/Wien 1978

Bergson, H.: Schöpferische Entwicklung. Jena 1930

Biesalski, P., Frank, F.: Phoniatrie – Pädaudiologie. Stuttgart/New York 1982

Bischoff, B.: Stimme des Menschen in figurativer Kunst vergangener Jahrhunderte. In Guderian-Driesen, A.: Die Stimme in der Kunst. Ebringen 1989

Bobrowski, J.: Wetterzeichen. Gedichte. Berlin 1967

Böhme, G.: Zur historischen Bedeutung der Sprechmaschine von Wolfgang von Kempelen. In Allhoff, D.-W. (Hrsg.): Sprechen lehren – reden lernen. München/Basel 1987, 43–52

Brodnitz, F. S.: Vocal Rehabilitation. Rochester/Minnesota 1965

Bühler, K.: Sprachtheorie. Jena 1934

Bunch, M.: Dynamics of the Singing Voice. Wien/New York 1982

Burckhardt, J.: Das Wort im politischen Geschehen. München 1960

Canetti, E.: Die Stimmen von Marrakesch. Frankfurt am Main 1981

Chomsky, N.: Die formale Natur der Sprache. In Lenneberg, E. H.: Biologische Grundlagen der Sprache. Frankfurt am Main 1972, 483–539

Cicero, M. T.: De Oratore. Über die Redner. Stuttgart 1976

Cocteau, J.: Die geliebte Stimme. Frankfurt am Main 1988
Derrida, J.: Die Stimme und das Phänomen. Frankfurt am Main 1979
Döblin, A.: Einleitung zu einer Lesung Benns, 1932. Deutsches Literaturarchiv Marbach am Neckar, 1986
Eccles, J. C., Zeier, H.: Gehirn und Geist. Biologische Erkenntnisse über Vorgeschichte, Wesen und Zukunft der Menschen. München 1980
Egger, J., Freidl, W., Friedrich, G.: Psychologie funktioneller Stimmstörungen. Wien 1992
Fährmann, R.: Die Deutung des Sprechausdrucks. Bonn 1967
Fink, B. R.: The Human Larynx. A Functional Study. New York 1975
Fragstein, Th. v.: Kommunikation Vokal. Gedanken zur Verdinglichung und Funktionalisierung des Phänomens Stimme. In Kutter, U., Wagner, W. W. (Hrsg.): Stimme. Frankfurt am Main 1991, 39–48
Frank, F.: Hygiene, Altersabhängigkeit und Störungen der Singstimme. In Biesalski, P., Frank, F.: Phoniatrie – Pädaudiologie. Stuttgart/New York 1982
Frisch, K. von: Über die »Sprache« der Bienen. Jena 1923
Früh, K. F.: Kybernetik der Stimmgebung und des Stotterns. Zürich/Stuttgart 1965
Fukuda, H.: A New Concept of Lubricating Mechanisms of the Larynx. In: Vocal Fold Physiology Vol. 2. New York 1988
Gehlen, A.: Der Mensch, seine Natur und seine Stellung in der Welt. 4. Aufl. Bonn 1950
Geißner, H.: Sprechwissenschaft. Theorie der mündlichen Kommunikation. 2. Aufl. Frankfurt am Main 1988
Geißner, H.: Vox und Votum. Von zweierlei Stimmen. In Kutter, U., Wagner, R. W. (Hrsg.): Stimme. Frankfurt am Main 1991, 49–57
Glaser, V.: Körperausdruck und Stimme. In Kutter, U., Wagner, R. W. (Hrsg.): Stimme. Frankfurt am Main 1991, 59–74
Goerttler, K.: Morphologische Sonderstellung des Menschen im Reich der Lebensformen auf der Erde. In Gadamer, H.-G., Vogler, P. (Hrsg.): Neue Anthropologie. Stuttgart 1972
Greene, M. C. L.: The Voice and its Disorders. London 1972
Guderian-Driesen, A.: Die Stimme in der Kunst. Ebringen 1989
Günther, H.: Mental Concepts in Singing. A Psychological Approach. The NATS-Journal 1992, H. 9, 4–9 (Part 1), H. 10, 4–7 (Part 2)
Gundermann, H.: Die Berufsdysphonie. Leipzig 1970
Gundermann, H.: Die Behandlung der gestörten Sprechstimme. Stuttgart/New York 1977
Gundermann, H.: Einführung in die Praxis der Logopädie. Berlin/Heidelberg/New York 1981
Gundermann, H. (Hrsg.): Aktuelle Probleme der Stimmtherapie. Stuttgart 1987

Gundermann, H. (Hrsg.): Die Krankheit der Stimme – die Stimme der Krankheit. Stuttgart/Jena/New York 1991
Gundermann, H.: Heiserkeit und Stimmschwäche. 3. Aufl. Stuttgart/Jena/New York 1991
Gutzmann, H.: Zur Untersuchung und Behandlung funktioneller Stimmstörungen. Verhandlungen des Vereins deutscher Laryngologen. Würzburg 1909
Habermann, G.: Die Stimme und die Maler. Eine phonetische Kunstbetrachtung. Der informierte Arzt, 1965
Habermann, G.: Die Stimme als Spiegel der Person. HNO 23, 1975, 129–131
Habermann, G.: Funktionelle Stimmstörungen und ihre Behandlung. Arch. otorhinolaryngol. 227, 1980, 171–345
Habermann, G.: Stimme und Sprache. Stuttgart/New York 1986
Habermann, G.: Schauspieler auf der antiken Bühne – ihre Stimmen und ihre Masken. Sprache-Stimme-Gehör, März 1994, 1–6
Habermas, J.: Strukturwandel der Öffentlichkeit. Neuwied 1962
Habermas, J.: Stichworte zur »Geistigen Situation der Zeit«. 1. Band: Nation und Republik. Frankfurt am Main 1979
Hamann, J. G.: Schriften (hrsg. v. Widmaier, K.). Leipzig 1921
Hartlieb, K.: Praktikum der Stimm- und Sprachheilkunde aus kybernetischer Sicht. München/Basel 1969
Helmholtz, H. v.: Die Lehre von den Tonempfindungen als physiologische Grundlage für die Theorie der Musik. Braunschweig 1863
Hinde, R. A. (Hrsg.): Bird Vocalisation. Cambridge 1969
Hirano, M.: Morphological Structure of the Vocal Cord as a Vibrator and its Variations. Folia phoniatrica 26, 1974, 89–94
Hirschberg, J., Szende, T.: Pathologische Schreistimme. Stridor und Hustenton im Säuglingsalter. Stuttgart/New York 1985
Hörmann, H.: Psychologie der Sprache. Berlin/Heidelberg/New York 1967
Huber, F.: Akustische Verständigung im Tierreich. In Rektorat der Ruprecht-Karls-Univ. Heidelberg: Sprache. Vorträge im Sommersemester Heidelberg 1990
Husson, R.: Die Stimmfunktion des menschlichen Kehlkopfes in Abwesenheit jeglichen Luftstromes. HNO 14, 1966, 24–25
Imhofer, R.: Die Ermüdung der Stimme (Phonasthenie). Würzburg 1913
Jacoby, P.: Evolution und Psychosomatik der Stimmfunktion. In Rohmert, W.: Grundzüge des funktionalen Stimmtrainings. 3. überarb. u. erw. Aufl. Köln 1987, 185–200
Jünger, E.: Lob der Vokale. Zürich 1979
Jünger, E.: Das abenteuerliche Herz. Berlin 1988
Kainz, F.: Die Sprache der Tiere. Stuttgart 1961

Kaltenbrunner, G.-K.: Sprache und Herrschaft. Die umfunktionierten Wörter. Freiburg/Basel/Wien 1975
Klajman, S., Wein, B., Drobnitzky, M.: Magnetresonanztomographie und Sonographie bei der Lautbildung. Fortschr. Röntgenstr. 153, 1990, 408–412
Klemperer, V.: LTI – Die unbewältigte Sprache. München 1969
Klingholz, F.: Die Akustik der gestörten Stimme. Stuttgart/New York 1986
Klingholz, F.: Das Stimmfeld. München 1990
Klingholz, F.: Objektive Methoden zur Bestimmung der Stimmqualität. In Kutter, U., Wagner, R.W. (Hrsg.): Stimme. Frankfurt am Main 1991, 81–103
Klingholz, F.: Obertonsingen. Sprache-Stimme-Gehör 16, 1992, 168–170
Krech, E.-M.: Sprechkünstlerische Kommunikation – Zu Wesen und Ziel. In Kutter, U., Wagner, R.W. (Hrsg.): Stimme. Frankfurt am Main 1991, 105–112
Kutter, U., Wagner, R.W. (Hrsg.): Stimme. Frankfurt am Main 1991
Landzettel, H.J.: Die Stimmentwicklung des Kindes. In Kolloquium Praktische Musikphysiologie. Köln 1993
Le Goff, J.: Das Hochmittelalter. Frankfurt am Main 1980
Lenneberg, E.H.: Biologische Grundlagen der Sprache. Frankfurt am Main 1972
Lenz, S.: Der Verlust. Hamburg 1981
Leonhard, K.: Der menschliche Ausdruck in Mimik, Gestik und Phonik. Leipzig 1976
Lorenz, K.: Er redete mit dem Vieh, den Vögeln und den Fischen. Wien 1949
Lorenz, K.: Über tierisches und menschliches Verhalten. München 1978
Löwith, K.: Natur und Humanität des Menschen. In Ziegler, K.: Wesen und Wirklichkeit des Menschen. Göttingen 1957, 58–61
Löwith, K.: Vorträge und Abhandlungen. Stuttgart 1966
Luban-Plozza, B., Ponti, M.D., Dickhaut, H.H.: Musik und Psyche. Hören mit der Seele. Basel/Boston/Berlin 1988
Luchsinger, R.: Die Stimme und ihre Störungen. Wien/New York 1970
Mann, Th.: Sämtliche Erzählungen. Frankfurt am Main 1963
Maur, K.v.: Vom Klang der Bilder. München 1985
Mayer, H.: Der Turm von Babel. Frankfurt am Main 1993
Merkel, C.L.: Der Kehlkopf. Leipzig 1873
Miller, N., Marayama, G., Beaber, R.J., Valone, K.: Speed of Speech and Persuasion. Journal of Personality and Social Psychology 34, 1976, 615–624
Moses, P.: Die Stimme der Neurose. Stuttgart 1956
Nadoleczny, M.: Kurzes Lehrbuch der Sprach- und Stimmheilkunde. Leipzig 1926

Negus, V. E.: The Comparative Anatomy and Physiology of the Larynx. New York/London 1949
Noteboom, C.: Berliner Notizen. Frankfurt am Main 1991
Novalis: Schriften. Die Werke von Friedrich von Hardenberg, Bd. 1–4 (hrsg. v. Kluckhohn, P., Samuel, R.). Darmstadt 1960
Pascher, W., Bauer, H.: Differentialdiagnose von Sprach-, Stimm- und Hörstörungen. Stuttgart/New York 1984
Pfau, E.-M., Streubel, H.-G. (Hrsg.): Die Behandlung der gestörten Sprechstimme. Leipzig 1982
Plessner, H.: Conditio humana. Pfullingen 1964
Plessner, H.: Die Stufen des Organischen und der Mensch. Einleitung in die philosophische Anthropologie. 2. Aufl. Berlin 1965
Plessner, H.: Philosophische Anthropologie. Frankfurt 1970
Ploog, D.: Kommunikation in Affengesellschaften und deren Bedeutung für die Verständigungsweisen des Menschen. In Gadamer, H.-G., Vogler, P. (Hrsg.): Biologische Anthropologie, 2. Teil. Stuttgart 1972
Ploog, D.: Die Sprache der Affen und ihre Bedeutung für die Verständigungsweise des Menschen. München 1974
Ploog, D.: Biological Foundations of the Vocal Expressions of Emotions. In: Emotion Theory Research and Experience, Vol. 3. New York 1975, 173–197
Pressman, I. I.: Sphincters of the Larynx. A. M. A. Archives of Otolaryngology 59, 1954, 221–236
Proctor, D. F.: Breathing, Speech and Song. Wien 1980
Rabine, E.: Zusammenhänge zwischen Körperhaltung, Atmung und Stimme. In Rohmert, W.: Grundzüge des funktionalen Stimmtrainings. Köln 1987, 57-131
Rohmert, G.: Der »Fall« Orpheus. In Rohmert, W. (Hrsg.): Beiträge zum 2. Kolloquium Praktische Musikphysiologie. Köln 1991
Rohmert, G.: Der Sänger auf dem Weg zum Klang. 2. Aufl. Köln 1992
Rudnitzki, G.: Erkundungen zu Bedeutung und Funktion der Stimme für die psychotherapeutische Kommunikation. Musiktherapeutische Umschau. Bd. 11/2, 1990, 169–186
Saatweber, M.: Einführung in die Arbeitsweise Schlaffhorst-Andersen. Bad Nenndorf 1990
Sachs, N.: Gedichte. Frankfurt am Main 1977
Sataloff, R. T.: Professional Voice. The Science and Art of Clinical Care. New York 1991
Saussure, F. de: Grundfragen der allgemeinen Sprachwissenschaft. Berlin 1931
Schelsky, H.: Auf der Suche nach Wirklichkeit. Düsseldorf 1965
Schelsky, H.: Die Arbeit tun die anderen. Klassenkampf und Priesterherrschaft der Intellektuellen. Opladen 1975

Schnitzler, A.: Medizinische Schriften. Wien/Darmstadt 1988
Schultz-Coulon, H.-J.: Die Diagnostik der gestörten Stimmfunktion. Arch. f. Ohren-, Nasen- und Kehlkopfheilkunde. Bd. 227/1–2, 1980, 1–169
Schwitters, K.: Anna Blume und ich. Die gesammelten Anna Blume-Texte. Köln 1973
Seeman, M.: Die Stimme des Menschen. Prag 1953
Seidner, W., Wendler, J.: Die Sängerstimme. Berlin 1978
Senf, W.: Anthropologische Gesichtspunkte der Stimme. Sprache-Stimme-Gehör 13, 1989, 19–25
Spitzer, L.: Anmerkungen zum Phänomen der Stimme. In Kutter, U., Wagner, R. W. (Hrsg.): Stimme. Frankfurt am Main 1991, 165–172
Stock, E. (Hrsg.): Sprechwirkungsforschung, Sprecherziehung, Phonetik und Phonetikunterricht. Halle (Saale) 1982
Stock, E. (Hrsg.): Probleme und sprechwissenschaftliche Methoden der Kommunikationsforschung. Halle (Saale) 1987
Stock, E. (Hrsg.): Ergebnisse der Sprechwirkungsforschung. Halle (Saale) 1987
Stock, E.: Emotionserkennung und Stimme. In Kutter, U., Wagner, R. W. (Hrsg.): Stimme. Frankfurt am Main 1991, 173–182
Stolze, H.: Mündliche Mitteilung
Sundberg, I.: The Science of the Singing Voice. Illinois 1987
Sundberg, I.: Vocal Tract Resonance. In: Sataloff, R. T.: Professional Voice. The Science and Art of Clinical Care. New York 1991
Tembrock, G.: Tierstimmenforschung. Wittenberg 1982
Tembrock, G.: Verhaltensbiologie. Thun und Frankfurt 1987
Tinbergen, N.: Tiere untereinander. Berlin/Hamburg 1955
Tomatis, A. A.: Der Klang des Lebens. Hamburg 1987
Tonndorf, W.: Zur Physiologie des menschlichen Stimmorgans. Zeitschrift für Hals-, Nasen-, Ohrenheilkunde 22, 1929, 412–423
Trojan, F.: Der Ausdruck der Sprechstimme. Wien/Düsseldorf 1952
Ueding, G., Steinbrink, B.: Grundriß der Rhetorik. Stuttgart 1986
Wagner, R.: Gesammelte Schriften. Leipzig (o. J.)
Wallbott, H. G.: Nonverbale Kommunikation und nonverbales Verhalten – Überblick über ein Forschungsgebiet. In Lotzmann, G. (Hrsg.): Die Körpersprache – nonverbale und verbale Ausdrucksgestaltung in der Behandlung von Sprech-, Sprach- und Hörstörungen. Weinheim/Basel 1982
Wallbott, H. G.: Glaubwürdigkeit und Täuschung – Nonverbale Elemente der Rhetorischen Kommunikation. In Allhoff, D.-W. (Hrsg.): Sprechen lehren – reden lernen. München/Basel 1987
Walser, M.: Brief an Lord Liszt. Frankfurt am Main 1982
Watzlawick, P., Beavin, J. H., Jackson, D. D.: Menschliche Kommunikation – Formen, Störungen, Paradoxien. 8. Aufl. Bern/Stuttgart/Toronto 1990

Wendler, J., Seidner, W.: Lehrbuch der Phoniatrie. Leipzig 1987
White, E., Brown, D.: Die ersten Menschen. Time-Life-International 1973
Witkowski, R., Prokop, O.: Genetik erblicher Syndrome und Mißbildungen. Berlin 1983
Wyke, B. D.: Laryngeal Reflex Mechanisms in Phonation. XVI. Int. Congr. Log. and Phoniat. (Interlaken 1974). Basel/New York 1975, 528–537
Zumthor, P.: Einführung in die mündliche Dichtung. Berlin 1990

Sachverzeichnis

Weiterführende Literatur aus dem Ernst Reinhardt Verlag

Walburga Brügge, Katharina Mohs

Therapie funktioneller Stimmstörungen

Übungssammlung zu Körper, Atem, Stimme

1994. 178 Seiten. 29 Abb. 3 Tab. (3-497-01310-2)

Dieses Buch enthält über 200 Übungen zur Behandlung funktioneller Stimmstörungen im Rahmen der logopädischen Stimmtherapie. Der Schwerpunkt liegt in der Anregung für die praktische Arbeit; auf ausführliche theoretische Erklärungen wurde bewußt verzichtet. Die Übungssammlung soll helfen, die Therapievorbereitung zu erleichtern, und will darüber hinaus anregen, »Neues« auszuprobieren. – Es wird ein breites Spektrum an Übungen zu den Bereichen Körper, Atmung und Stimmbildung dargestellt. Zeichnungen unterstützen das Verständnis und die Umsetzung der Übungen. Um erarbeitete Techniken zu festigen und die Übertragung in den Alltag zu erleichtern, enthält dieses Buch zudem Wort- und Satzübungen sowie einen Textanhang.

Ulrike Franke

Logopädisches Handlexikon

4., aktual. Aufl. 1994. ca. 224 Seiten. 28 Abb. (UTB 3-8252-0771-4)

In mehr als 3000 Stichwörtern findet der Leser in diesem Band nicht nur Definitionen aus den Hauptsäulen der Logopädie, Medizin, Psychologie und Pädagogik, sondern auch aus angrenzenden Wissenschaften, wie z.B. Sprachwissenschaft, Soziologie, Physik u.a. Damit steht ein Nachschlagewerk für die theoretische und praktische Arbeit mit sprach-, sprech-, rede-, stimm- und hörgestörten Menschen zur Verfügung. Es ist eine notwendige Ergänzung der Fachliteratur für Logopäden, Phoniater und HNO-Ärzte, Behindertenpädagogen, Psychologen und Therapeuten aus den verschiedensten Richtungen, sowie Studierende und Auszubildende in diesen Bereichen.

Rolf Jahncke

Sprechtechnik und Redekunst

Ein Lehrgang für sicheres Auftreten und freies Reden

1988. 122 Seiten. (3-497-01153-3)

Gut zu reden ist eine erlernbare Technik. Geschliffene Formulierungen sind dabei eher unwichtig. Gutes Reden heißt zuerst einmal richtiges Sprechen! Dafür müssen Atem, Stimme und Aussprache bewußt trainiert werden, wozu der Autor einfache, auch alleine gut durchführbare Übungen liefert. Die Wirksamkeit des Gesprochenen steigt ebenso wie die Sicherheit des Sprechenden. Zusätzlich enthält das Buch auch Hilfen für die gelungene Ausarbeitung einer Rede oder die erfolgreiche Mitwirkung an einer Diskussion.

Richard Espenschied

Das Ausdrucksbild der Emotionen

1985. 394 Seiten. 147 Abb. (3-497-01071-5)

Bereits auf den ersten Blick meinen wir, die Emotionen unserer Mitmenschen zu erkennen. Umgekehrt weiß kaum jemand, wie seine Motorik, Gestik und Mimik in Streßsituationen, unerwarteten Begegnungen oder außerordentlichen Präsentationssituationen auf andere wirken. Richard Espenschied hat Ursachen, Formen und Auswirkungen unserer nonverbalen Ausdrucksmittel untersucht. Nach einführenden Kapiteln über grundlegende Erkenntnisse der Verhaltensforschung erläutert Espenschied, wie wir unsere Bewegungen zeitlich und räumlich gestalten. An Beispielen zeigt er, wie sich Emotionen in der Handschrift, in Stimme und Sprechweise und in der Gestik ausdrücken. Genaue Studien über die Mimik werden durch Großfotos veranschaulicht und in Zeichnungen von Wilhelm Busch und Honoré Daumier pointiert.

Carl. L. Naumann, Hans-W. Royé (Hrsg.)

Aussprache

Vielfalt statt Methodenstreit

(Sprache und Sprechen; 28)
1993. 140 Seiten. 6 Abb. (3-497-01303-X)

Was ist die korrekte Aussprache des Deutschen? Wie soll sie gelehrt werden? Die Diskussion über die Aussprache – in den letzten Jahrzehnten der deutschen Teilung nur mit Samthandschuhen angefaßt – kommt jetzt wieder in Gang. Die Beiträge dieses Bandes demonstrieren in ihrer Gesamtheit die Vielfalt der Normen und spezifischen Zwecke: Unterschiedliche Institutionen und Sprachverwendungen benötigen unterschiedliche Normen und erfordern einen kreativen, phantasievollen Gebrauch der verschiedenartigen Methoden des Aussprache-Unterrichts.

Elmar Bartsch (Hrsg.)

Sprechen, Führen, Kooperieren in Betrieb und Verwaltung

(Sprache und Sprechen; 29)
1994. ca 400 Seiten. (3-497-01338-2)

Nur wenn die Kommunikation stimmt, ist die notwendige Kooperation möglich. Sprechwissenschaftler arbeiten an Modellen einer Sprechkultur, die die Kompetenz des einzelnen erhöht und auch Gruppen befähigt, sich effektiv zu organisieren. Dieser Band stellt die neuesten Entwicklungen eines Faches dar, das in Zukunft wesentlich dazu beitragen wird, die kooperativen Leistungen in Betrieben und Verwaltungen zu erhöhen.